Omvårdnad

vid

maxillofacial kirurgi

Den kompletta handboken

KATHARINA ÖSTBERG

Innehållsförteckning

« Maxillofacial kirurgi: där den skickliga handen återställer form och funktion till varje ansikte. »

Kapitel 1

INTRODUKTION TILL MAXILLO-FACIAL KIRURGI

Definition och bakgrund

Maxillofacial kirurgi, i sin renaste form, är konsten och vetenskapen att diagnostisera, förebygga och behandla sjukdomar, skador och deformiteter i munnen, överkäken och angränsande ansiktsstrukturer. Det är en delikat sammansmältning av tandvård och allmänmedicin, och erbjuder holistisk vård som går utöver ren estetik.

Historien om denna specialitet går tillbaka till antiken. Även om teknikerna och instrumenten var rudimentära, hade forntida civilisationer som egyptierna och romarna redan en viss förståelse för mun- och ansiktsanatomi. Texter från flera årtusenden tillbaka vittnar om försök att korrigera frakturer eller malocklusioner.

Under medeltiden och renässansen institutionaliserades det medicinska synsättet. Trots detta begränsades kirurgiska ingrepp, särskilt sådana som rörde ansiktet, ofta av brist på exakta anatomiska kunskaper och vidskepliga föreställningar. Det var inte förrän på 1500- och 1600-talen, med personer som Ambroise Paré i Frankrike, som maxillofacial kirurgi började utmärka sig som en specialitet.

Första världskriget var en viktig vändpunkt. De förödande skador som soldaterna drabbades av krävde ett specialiserat kirurgiskt tillvägagångssätt, vilket ledde till anmärkningsvärda framsteg inom rekonstruktiv kirurgi. Det var mot denna tumultartade bakgrund som maxillofacial kirurgi växte fram som en särskild disciplin, med hängivna utövare som försökte återställa inte bara funktion utan också estetik, och erkände den psykologiska betydelsen av ansiktsutseende.

Idag är denna specialitet inte begränsad till posttraumatiska operationer. Den täcker ett brett spektrum, från ortognat kirurgi för att korrigera malocklusioner, till onkologisk kirurgi för att behandla tumörer, och även kosmetiska ingrepp. Med tillkomsten av teknik och avancerade tekniker fortsätter maxillofacial kirurgi att utvecklas och erbjuder allt mer innovativa lösningar på de komplexa utmaningarna i ansiktet och munnen.

Maxillofacial kirurgi är frukten av en rik och komplex historia, född ur mänsklighetens djupa behov av att läka, återställa och försköna. Det är ett område i ständig utveckling, som återspeglar mänsklighetens aldrig sinande strävan efter medicinsk och estetisk perfektion.

Omfattning och mångfald interventioner

Maxillofacial kirurgi, med sin imponerande omfattning, sträcker sig långt bortom rutinoperationer på tänder och tandkött. Den omfattar en mängd olika ingrepp som återspeglar den komplexa anatomin och funktionerna i mun- och ansiktsregionen.

Börja med att fundera över medfödda sjukdomar, som läpp- och gomspalt. Dessa missbildningar, som finns redan från födseln, kräver kirurgi för att återställa form och funktion så att barnet kan äta, tala och andas normalt. Ingreppen i dessa fall är inte bara funktionella, de har också djupgående estetiska och psykologiska konsekvenser för patienten och hans eller hennes familj.

Ortognat kirurgi behandlar skelettavvikelser i käken. Oavsett om det handlar om en utskjutande eller tillbakadragen käke eller ansiktsasymmetri, syftar dessa operationer till att justera benstrukturerna för att förbättra tuggning, andning, tal och, naturligtvis, patientens utseende.

Trauma, oavsett om det orsakas av trafikolyckor, fall, våld eller sportaktiviteter, kan leda till frakturer i ansiktets ben eller skador på mjukvävnad. I dessa situationer är en maxillo-facial kirurgs ingripande avgörande för att reparera, justera och återställa det drabbade området till sitt naturliga tillstånd.

Även onkologi har sin plats inom detta område. Tumörer, både godartade och elakartade, kan utvecklas i munhålan, spottkörtlarna eller andra delar av ansiktet och halsen. Att avlägsna dem, ibland följt av rekonstruktiv kirurgi, är avgörande för att rädda liv och samtidigt bevara funktion och estetik så långt det är möjligt.

Tekniska framsteg har också lett till uppkomsten av kosmetisk ansiktskirurgi, med ingrepp som sträcker sig från näsplastik och ögonlocksoperationer till ansiktslyftningar och injektioner.
Men mångfalden slutar inte där. Tänk på spottkörtelkirurgi, excision av cystor och godartade tumörer, eller ingrepp för att behandla tillstånd som sömnapné.

Maxillofacial kirurgi, med dess stora omfattning, är verkligen i korsningen mellan konst och vetenskap. Den kombinerar en djupgående förståelse av anatomi och fysiologi med en akut estetisk känslighet, allt för att främja läkning, välbefinnande och patienternas återvunna självförtroende.

Teknisk utveckling
och dess inverkan på specialiteten

På det medicinska området har tekniska framsteg alltid spelat en avgörande roll och banat väg för mer exakta diagnoser, effektivare behandlingar och en bättre livskvalitet för patienterna. Maxillo-facial kirurgi, som specialitet, är inget undantag från denna regel och har gynnats spektakulärt av dessa framsteg.

Digital radiologi har till exempel revolutionerat kirurgers sätt att se på mun- och ansiktsanatomi. 3D-avbildning, t.ex. CBCT (cone-beam computed tomography), ger en detaljerad bild av ben- och vävnadsstrukturer, vilket möjliggör exakt kirurgisk planering och minimerar riskerna.

3D-modellering är en annan innovation som har tagit maxillofacial kirurgi med storm. Tack vare 3D-utskrifter kan kirurger skapa fysiska modeller av en patients ansiktsstrukturer, vilket gör att de kan öva och planera ingrepp innan de ens kommer in i operationssalen. Detta är särskilt användbart vid komplex eller rekonstruktiv kirurgi.

Telemedicin har också satt sin prägel. Med möjligheten att konsultera på distans kan maxillo-facialkirurger erbjuda sin expertis till patienter i avlägsna eller otillgängliga områden, vilket bryter ner geografiska barriärer.

De **kirurgiska instrumenten i** sig har också utvecklats. Miniatyriserade instrument och robotinstrument möjliggör nu mindre invasiva operationer, med mindre snitt, kortare återhämtningstider och färre postoperativa komplikationer.

Integreringen av artificiell intelligens innebär en annan revolution. Med sofistikerade algoritmer som kan analysera röntgenbilder, förutsäga potentiella komplikationer och till och med vägleda kirurger genom vissa stadier av ingrepp, har AI visat sig vara en värdefull allierad.

Men trots alla dessa fördelar medför den tekniska utvecklingen också utmaningar. Fortlöpande utbildning blir allt viktigare för att behärska den nya tekniken. Dessutom kan det krävas stora ekonomiska investeringar för att införa dessa innovationer, för att inte tala om de etiska problem som är förknippade med t.ex. telemedicin eller AI.

Den tekniska utvecklingen har utan tvekan omformat maxillofacial kirurgi och drivit den in i en era av effektivitet, precision och nästan obegränsade möjligheter. Men som alla framsteg måste den hanteras med urskiljning och alltid balansera entusiasmen för det nya med orubblig respekt för patientsäkerhet och välbefinnande.

Kapitel 2

SJUKSKÖTERSKANS VIKTIGA ROLL

Förhållandets betydelse sjuksköterska-patient

I sjukvårdens vidsträckta värld framstår relationen mellan sjuksköterska och patient ofta som det centrala omdrejningspunkten för en lyckad vårdupplevelse. Inom maxillofacial kirurgi, en specialitet som berör en av de mest synliga och uttrycksfulla aspekterna av vår identitet, får denna relation en ännu mer kritisk dimension.

Föreställ dig en patient som just har genomgått en operation för att korrigera en missbildning i ansiktet eller ta bort en tumör. Känslorna är intensiva: det kan finnas rädsla, oro för hur operationen kommer att se ut efteråt, oro för smärta eller komplikationer. I dessa sårbara ögonblick blir sjuksköterskan ofta den första kontaktpunkten, den person som patienten vänder sig till för att få tröst, svar och försäkran.

Förtroende är kärnan i denna relation. En skicklig och empatisk sjuksköterska kan ingjuta en känsla av trygghet och försäkra patienten om att han eller hon är i goda händer. Detta förtroende underlättar kommunikationen och uppmuntrar patienten att ställa frågor, uttrycka sin oro och följa postoperativa råd och anvisningar.

Utbildning är en annan viktig aspekt. Sjuksköterskor spelar en nyckelroll när det gäller att informera patienter om postoperativ vård, medicinering, tecken på infektioner eller andra komplikationer samt återhämtningsfaser. En god förståelse av dessa faktorer kan inte bara förbättra de kliniska resultaten, utan också minska patienternas oro.

Maxillofacial kirurgi, genom att beröra ansiktet, kan ha djupgående **psykologiska konsekvenser.** Genom sin närhet till och ständiga interaktion med patienterna är sjuksköterskor ofta bättre lämpade att upptäcka tecken på känslomässigt lidande, depression eller ångest. Genom att känna igen dessa tecken kan sjuksköterskorna underlätta tidiga insatser, antingen i form av psykologiskt stöd, terapi eller andra resurser.

Slutligen bör man inte underskatta kraften i **mänsklig uppmuntran**. Ett vänligt ord, ett uppmärksamt öra eller helt enkelt en lugnande närvaro kan göra underverk för en patients känslomässiga välbefinnande. I en specialitet där utseende, identitet och funktion går hand i hand blir dessa mänskliga gester särskilt viktiga.

Relationen mellan sjuksköterska och patient inom maxillofacial kirurgi är inte begränsad till den enkla administrationen av vård. Det är en allians, ett samarbete som bygger på förtroende, utbildning, förståelse och empati och som syftar till att säkerställa inte bara det fysiska utan även det emotionella och psykologiska välbefinnandet hos patienten. Det är denna relation som ofta gör skillnaden mellan en opersonlig vårdupplevelse och holistisk läkning.

Sjuksköterskan som fokuspunkt
samordning av vård

När man ger sig in i den medicinska världens labyrint upptäcker man snabbt att vårdprocessen kan jämföras med en komplex symfoni. Varje yrkesgrupp inom vården spelar en unik roll som är avgörande för helhetens harmoni. I centrum för denna melodi står sjuksköterskan, som ofta liknas vid en tyst men effektiv dirigent som koordinerar vården med oöverträffad skicklighet.

Inom maxillofacial kirurgi kräver de komplexa ingreppen och behandlingarna ett nära samarbete mellan olika specialister: kirurger, narkosläkare, radiologer, fysioterapeuter, dietister och ibland även psykologer. Det är här sjuksköterskan kommer in i bilden, inte bara som vårdgivare utan också som en central kommunikatör som knyter samman alla medlemmar i teamet och ser till att varje steg i behandlingen genomförs med precision.

I den preoperativa fasen är det ofta sjuksköterskan som står i förgrunden, tar upp patientens sjukdomshistoria, förbereder patienten för operationen och förmedlar relevant information till operationsteamet. När patienten sedan vaknar, i den känsliga postoperativa fasen, övervakar sjuksköterskan vitalparametrarna, hanterar smärtan och ser till att patienten återhämtar sig som förväntat, samtidigt som hon håller annan vårdpersonal informerad om framsteg eller eventuella komplikationer.

Men vårdsamordningen stannar inte där. Sjuksköterskor spelar också en viktig roll när det gäller att utbilda patienter och deras familjer. De lär dem om hemsjukvård, vilka varningssignaler de ska vara uppmärksamma på och vägleder dem genom konvalescensprocessen. Sjuksköterskans utbildande roll stärker länken mellan patienten och det medicinska teamet, vilket säkerställer kontinuitet i vården även efter utskrivning från sjukhuset.

Sjuksköterskor är också outtröttliga förespråkare för patienternas behov och rättigheter. Genom att se till att varje patient får vård som är anpassad efter deras individuella behov, lyssna på dem och vidarebefordra deras oro till det medicinska teamet ser sjuksköterskorna till att patientens röst alltid blir hörd och respekterad.

Inom maxillofacial kirurgi, liksom inom andra medicinska områden, kan vårdsamordningen inte vara verkligt effektiv utan sjuksköterskans centrala roll. Deras expertis, medkänsla och förmåga att kommunicera med hela det medicinska teamet gör dem till en viktig länk i vårdkedjan som säkerställer en harmonisk, patientcentrerad vård.

Särskilda färdigheter
maxillo-facial kirurgi

Maxillofacial kirurgi, med sina känsliga ingrepp och ofta djupgående konsekvenser för patienternas identitet och funktion, kräver specifika färdigheter av de sjuksköterskor som arbetar inom området. Dessa färdigheter är inte enbart begränsade till att behärska vårdtekniker, utan omfattar även en mängd kunskaper, interpersonella färdigheter och förmågor som är specifika för specialiteten.

För det första är **anatomisk och fysiologisk kunskap** om ansiktet och käken nödvändig. Genom att förstå komplexiteten i ansiktets ben-, muskel-, kärl- och nervstrukturer kan sjuksköterskan förutse patientens behov, göra en korrekt bedömning av patientens tillstånd och förebygga eventuella komplikationer.

Dessutom är det viktigt att **behärska postoperativa tekniker som är specifika** för maxillofacial kirurgi. Detta inkluderar övervakning av luftvägarna, hantering av dränage och förband samt att känna igen tecken på infektion eller andra komplikationer som är vanliga inom denna specialitet.

Sjuksköterskor inom maxillo-facial kirurgi måste också utveckla en **ökad psykologisk känslighet**. Ansiktsingrepp kan ha en djupgående känslomässig inverkan på patienten, kopplat till frågor om identitet, estetik och självuppfattning. Att vara en god lyssnare, visa empati och lugna patienten blir ovärderliga färdigheter i detta sammanhang.

Kommunikation mellan olika yrkesgrupper är en annan viktig färdighet. Sjuksköterskan är ofta länken mellan patienten och det kirurgiska teamet och översätter patientens oro och behov samtidigt som hon vidarebefordrar medicinska direktiv. Denna förmåga att navigera mellan patienten och de olika specialister som är involverade är avgörande för att säkerställa kontinuitet och vårdkvalitet.

Dessutom är pedagogiska färdigheter särskilt viktiga. Att utbilda patienter om hemvård, medicinering, rehabiliteringsövningar eller till och med lämpliga dieter kräver lämpliga undervisningsmetoder och orubbligt tålamod.

Med den ständiga utvecklingen av kirurgiska tekniker och medicinsk teknik måste sjuksköterskor ha **förmågan att anpassa sig** och en önskan om kontinuerligt lärande. Att hålla sig uppdaterad om de senaste framstegen, delta i regelbundna utbildningskurser och utbyta idéer med sina kollegor är alla viktiga steg för att hålla sig i framkant inom sitt specialområde.

Den unika karaktären och de långtgående konsekvenserna av maxillofacial kirurgi kräver att sjuksköterskor kombinerar tekniska, interpersonella och pedagogiska färdigheter. Dessa färdigheter, i kombination med passion och engagemang, garanterar optimal, patientcentrerad vård, vilket återspeglar själva kärnan i sjuksköterskeyrket.

Kapitel 3

DAGSTIDNINGEN PÅ AVDELNINGEN FÖR MAXILLO-FACIALA SJUKDOMAR

Patientens ankomst: från välkomnandet
Preoperativ förberedelse

När en patient anländer för maxillofacial kirurgi är det ofta med en blandning av förväntan, oro och hopp. Den preoperativa perioden är avgörande, eftersom den lägger grunden för ett lyckat kirurgiskt ingrepp och optimal återhämtning. Den kräver därför särskild uppmärksamhet från det medicinska teamet, och sjuksköterskan spelar en nyckelroll i varje skede.

Redan vid första kontakten är det viktigt med ett **varmt välkomnande.** Ett varmt leende, uppmärksamt lyssnande och en lugnande närvaro kan snabbt minska oron hos en nervös patient. Sjuksköterskan tar sig sedan tid att kontrollera den viktigaste informationen: patientens identitet, vilken typ av operation som planeras, sjukdomshistoria, aktuell medicinering och, naturligtvis, att svara på eventuella frågor.

Därefter börjar **bedömningsfasen. Det är nu** sjuksköterskan gör en fullständig klinisk bedömning. Denna bedömning omfattar vitala mätningar, en genomgång av systemen och i synnerhet en noggrann utvärdering av ansiktsområdet. Eventuella avvikelser, smärta eller egenheter måste noteras och meddelas operationsteamet.

Efter bedömningen börjar de **faktiska förberedelserna** inför operationen. Det kan handla om att lägga in en perifer venkateter, administrera preoperativ medicinering eller applicera antiseptiska lösningar på det område som ska opereras. Under hela denna förberedelse är sjuksköterskan noga med att informera patienten om de kommande stegen, lugna och klargöra procedurerna för att minimera ångest.

Den **pedagogiska** aspekten är också viktig i detta skede. Sjuksköterskan tar sig tid att återigen förklara hur operationen kommer att utföras, den planerade postoperativa vården och eventuella tecken eller symtom som kan kräva omedelbar läkarvård efter operationen. Denna utbildningsfas är ett tillfälle för patienten att ställa frågor, uttrycka oro och känna sig delaktig i sin egen vård.

Preoperativ förberedelse är också den perfekta tidpunkten för att ta itu med de **känslomässiga och psykologiska aspekterna** av operationen. Maxillofaciala operationer, som påverkar ansiktet, kan ge upphov till oro för estetik och identitet. Genom att öppet diskutera rädslor, förhoppningar och förväntningar kan sjuksköterskan hjälpa patienten att närma sig operationen med en balanserad och positiv inställning.

Från det första välkomnandet till de preoperativa förberedelserna är varje steg avgörande för att skapa ett klimat av förtroende, information och omtanke. Genom sin närhet och expertis spelar sjuksköterskan en avgörande roll för att se till att patienten är lugn, välinformerad och väl förberedd inför operationen.

Stöd under drift

Operationsögonblicket utgör höjdpunkten på en resa som ofta präglas av förväntan och oro för patienten. Även om sjuksköterskor vanligtvis inte är huvudaktörer i denna fas är deras roll som stödpersonal fortfarande avgörande för att säkerställa patientens välbefinnande och ett smidigt genomförande av ingreppet.

Innan patienten går in i operationssalen utför sjuksköterskan en **slutlig kontroll av** de viktigaste uppgifterna. I detta ingår att bekräfta patientens identitet, det planerade ingreppet och att alla undertecknade informerade samtycken finns tillgängliga. Detta steg försäkrar patienten om att varje detalj har beaktats och att han eller hon är i goda händer.

Väl i operationssalen hjälper sjuksköterskan till att **placera patienten på ett** säkert och bekvämt sätt. Övervakningsutrustningen ställs i ordning: elektrokardiogram, blodtrycksmätning, pulsoximetri osv. Sjuksköterskan ser till att patienten är ordentligt täckt och skyddad och att hans eller hennes värdighet respekteras hela tiden.

Under hela operationen arbetar operationssjuksköterskan, ofta kallad **"instrumentsköterskan"**, i nära samarbete med kirurgen. De förbereder och tillhandahåller de nödvändiga instrumenten, förutser operationsteamets behov och garanterar steriliteten på operationsområdet. Deras djupgående kunskaper om maxillo-facial kirurgi gör att de kan agera med snabbhet och precision.

Vid sidan av instrumentsköterskan rör sig den **cirkulerande sjuksköterskan** fritt i operationssalen. Hans roll är att se till att teamet har all nödvändig utrustning, att kommunicera med omvärlden om det behövs och att övervaka miljön för att garantera patientsäkerheten.

Även om det inte finns någon direkt verbal kommunikation med den sövda patienten, är sjuksköterskans **lugnande närvaro påtaglig**. Varje åtgärd och varje kontroll utförs med patientens välbefinnande i åtanke och garanterar deras komfort och säkerhet.

Slutligen, när operationen närmar sig sitt slut, förbereder sjuksköterskan **patientens förflyttning** till uppvakningsrummet. De säkerställer att patienten är stabil, att alla dränage, katetrar och övervakningsanordningar är på plats och att övergången till den postoperativa fasen kommer att ske sömlöst.

Under maxillofacial kirurgi är sjuksköterskan fortfarande en central pelare. Även om de är mindre synliga för den sovande patienten är deras roll avgörande för ingreppets säkerhet, effektivitet och framgång. Deras expertis, vaksamhet och hängivenhet säkerställer att patienten hela tiden åtföljs och skyddas, även i operationssalens tystnad och koncentration.

Postoperativ vård

Den postoperativa perioden är lika känslig som själva operationen. För patienten är det en tid av sårbarhet, obehag och ibland smärta. För sjuksköterskan är det en tid av övervakning, lyssnande och stöd, för att säkerställa en hälsosam och snabb återhämtning.

Så snart operationen är över börjar **övergången** till uppvakningsrummet. Patienten förflyttas försiktigt och man ser till att bibehålla den hemodynamiska stabiliteten. Sjuksköterskan på uppvakningsrummet tar över, bedömer vitala tecken, övervakar tecken på återhämtning och etablerar en lugnande första kontakt med patienten.

När patienten är vaken är **smärtlindring en** av de viktigaste uppgifterna. Genom att regelbundet bedöma smärtans intensitet med hjälp av lämpliga skalor administrerar sjuksköterskan de smärtstillande medel som ordinerats, justerar doserna vid behov och ser till att medicineringen tolereras väl.

Bedömning av det opererade området är också viktigt. Sjuksköterskan kontrollerar om det finns hematom, infektioner eller tecken på postoperativa komplikationer.

Dränage, suturer och förband inspekteras och underhålls regelbundet. Eventuella förändringar registreras och delges det medicinska teamet.

Funktionell återhämtning är ett annat viktigt mål under denna period. Sjuksköterskan uppmuntrar patienten att röra på sig, att vid behov genomgå fysioterapiövningar och att ta hand om sin näring och vätska, särskilt efter operationer som kan påverka förmågan att äta eller dricka normalt.

Kommunikationen med patienten och dennes familj är mycket viktig. Sjuksköterskan tar sig tid att förklara den vård som ges, de förnimmelser som patienten kan känna och försäkrar dem om att återhämtningen fortskrider normalt. Patientens rädslor, frågor och behov tas i beaktande, vilket skapar ett klimat av förtroende och samarbete.

Före utskrivning ges **terapeutisk utbildning.** Sjuksköterskan ger information om vård i hemmet, läkemedel som ska tas, varningssignaler som man ska vara uppmärksam på och hur man återupptar dagliga aktiviteter. Broschyrer eller informationsblad kan ges till patienterna som referens.

Slutligen är **samordning** med annan vårdpersonal (fysioterapeut, dietist, psykolog) ibland nödvändig för att säkerställa en heltäckande vård som integrerar alla aspekter av patientens välbefinnande.

Den postoperativa perioden inom maxillofacial kirurgi är därför en tid av intensiv vård, stöd och expertis. Sjuksköterskans holistiska synsätt säkerställer inte bara fysisk läkning utan även patientens känslomässiga och psykologiska välbefinnande, vilket garanterar en fullständig och lugn återhämtning.

Kapitel 4

TEKNIKER OCH SÄRSKILDA PROTOKOLL

Aseptiska förfaranden och sterilisering

Maxillo-facial kirurgi, liksom alla andra kirurgiska specialiteter, kräver en steril miljö för att förhindra postoperativa infektioner och garantera patientsäkerheten. Asepsis och sterilisering är därför kärnan i denna disciplin och utgör den grund på vilken varje operations framgång vilar.

Asepsis är först och främst en filosofi. Det handlar om att förhindra kontaminering av patogena mikroorganismer. Det börjar långt innan patienten kommer in i operationssalen:

- **Rengöring och desinficering av lokaler:** Operationssalen, uppvakningsrummet och angränsande områden måste rengöras grundligt med lämpliga produkter. Golv, ytor och utrustning desinficeras noggrant.

- **Förberedelse av patienten:** Före operationen duschas patienten med en antiseptisk tvål. Operationsområdet rakas sedan vid behov och rengörs och desinficeras med en lämplig antiseptisk lösning.

- **Förberedelse av det medicinska teamet:** Kirurgen, sjuksköterskan och all annan berörd personal måste bära sterila kläder: mössa, mask, rock och handskar. Förbandet måste följa en exakt procedur för att undvika kontaminering.

Sterilisering omfattar instrument och utrustning som kommer i direkt kontakt med patienten:

- **Rengöring av instrument :** Efter användning rengörs instrumenten för att avlägsna eventuella rester av blod, vävnad eller andra ämnen. Detta kan göras manuellt eller med hjälp av specialmaskiner.

- **Desinfektion:** Instrumenten desinficeras sedan, ofta med hjälp av ultraljudsbad för att eliminera eventuella mikroorganismer.

Sterilisering: Instrumenten placeras i autoklaver, maskiner som använder ånga under tryck för att döda alla former av mikrobiellt liv. Steriliseringen valideras med hjälp av biologiska och kemiska indikatorer.

Förvaring: När instrumenten har steriliserats förvaras de i sterila förpackningar på torra, rena platser som inte utsätts för direkt ljus. Användningen registreras och utgångsdatumet övervakas.

Sjuksköterskor, särskilt de som är specialiserade på operationssalar, är ofta ansvariga för att hantera och säkerställa efterlevnad av aseptik och steriliseringsförfaranden. Deras djupgående kunskaper, känsla för detaljer och engagemang för patientsäkerhet gör dem till viktiga aktörer när det gäller att förebygga nosokomiala infektioner.

Inom maxillofacial kirurgi, där ingreppen berör känsliga områden som ansiktet och ibland ligger nära naturliga öppningar som munnen eller bihålorna, är vikten av asepsis och sterilisering avgörande. Dessa förfaranden säkerställer inte bara att operationerna lyckas, utan bevarar också patientens förtroende för det medicinska teamet.

Vård av sår och dränage

Maxillofacial kirurgi, som omfattar ingrepp i viktiga strukturer i ansikte och käke, kräver särskild uppmärksamhet på postoperativa sår och dränage. Denna vård är nödvändig inte bara för att säkerställa korrekt läkning, utan också för att undvika komplikationer som infektioner eller hematom.

Sårvård :
   Initial bedömning: Efter operationen undersöker sjuksköterskan såret för att upptäcka eventuella

tecken på infektion, kraftig blödning eller suturproblem. Denna första bedömning ger en baslinje för efterföljande vård.

Rengöring: Det är viktigt att hålla såret rent för att förhindra infektion. Rengör försiktigt med koksaltlösning eller ett milt antiseptiskt medel och undvik att gnugga området.

Förband: Sterila förband används för att skydda såret från kontaminering och för att absorbera eventuellt exsudat. Sjuksköterskan ser till att förbanden byts så ofta som behövs, i enlighet med kirurgens rekommendationer.

Övervakning: Såret utvärderas regelbundet för att säkerställa att det läker som det ska. Eventuella tecken på infektion (rodnad, värme, smärta, var) eller problem med läkningen rapporteras omedelbart.

Skötsel av avlopp :

Dränagefunktion: Dränage används ofta vid maxillofacial kirurgi för att evakuera överskottsvätska eller blod som kan ansamlas i det opererade området. Detta bidrar till att minska risken för hematom och infektion.

Flödesövervakning: Sjuksköterskan mäter och registrerar regelbundet mängden och typen av vätska som dräneras. Plötsliga variationer kan tyda på ett problem.

Skötsel av insticksstället: Precis som vid sår rengörs och skyddas insticksstället med ett sterilt förband. Det övervakas också med avseende på eventuella tecken på infektion eller irritation.

Avlägsnande av drän: Dränet avlägsnas på kirurgens order, vanligtvis när den dränerade volymen understiger ett visst tröskelvärde. Sjuksköterskan ser till att detta förfarande är så skonsamt som möjligt för patienten och tar sedan hand om platsen efter avlägsnandet.

Sjuksköterskor inom maxillo-facial kirurgi spelar en avgörande roll i hanteringen av sår och dränage. Tack vare sin expertis, observationsförmåga och noggrannhet säkerställer de optimal läkning för patienten, samtidigt som postoperativa komplikationer förebyggs. Detta ansvar kräver inte bara tekniska färdigheter, utan också förmågan att lugna och vägleda patienter genom varje steg i deras återhämtning.

Smärtlindring och potentiella komplikationer

Maxillofacial kirurgi, som omfattar känsliga och viktiga områden i ansiktet och käken, leder ofta till postoperativ smärta. Förutom smärta finns det andra potentiella komplikationer som kräver specifik hantering. Sjuksköterskan har en ledande roll i hanteringen av dessa aspekter och säkerställer patientens välbefinnande och optimala återhämtning.

Smärtlindring :

Bedömning: Sjuksköterskan bedömer regelbundet patientens smärta med hjälp av självskattnings- eller observationsskalor, beroende på patientens förmåga att kommunicera.

Administrering av smärtstillande medel: Beroende på smärtbedömning och medicinska ordinationer administrerar sjuksköterskan smärtstillande medel. Dessa kan variera från enkla analgetika till opioider för svårare smärta.

Icke-medicinska behandlingar: Beroende på situationen kan sjuksköterskan också föreslå avslappningstekniker, massage eller andra åtgärder för att lindra smärtan.

Patientutbildning: Sjuksköterskan informerar patienten om förväntad smärta, hur den hanteras och vikten av att rapportera eventuella variationer eller ökningar av smärtan.

Potentiella komplikationer :

Hematom och blödning: Särskild uppmärksamhet ägnas åt att tidigt upptäcka hematom eller överdriven blödning. Alla förändringar rapporteras och lämpliga åtgärder vidtas.

Infektioner: Trots strikta aseptiska åtgärder finns det alltid en risk för postoperativ infektion. Sköterskan håller utkik efter tecken på infektion, t.ex. rodnad, värme, svullnad, smärta eller förekomst av var.

Känselproblem: Ansiktsoperationer kan orsaka tillfälliga eller permanenta känselproblem. Sjuksköterskan bedömer regelbundet patientens känslighet och hjälper honom/henne att hantera dessa problem.

Andningssvårigheter: Vissa operationer, särskilt de som ligger nära luftvägarna, kan leda till obstruktioner eller andningssvårigheter. Sjuksköterskan är vaksam och har den utrustning som krävs för att snabbt kunna ingripa om det behövs.

Estetiska och psykologiska problem: Maxillo-facial kirurgi kan ha en inverkan på patientens utseende. Sjuksköterskan hjälper patienten att acceptera sitt nya utseende och hänvisar dem till specialister vid behov.

Att hantera smärta och komplikationer vid maxillofacial kirurgi kräver en kombination av kliniska färdigheter, kommunikation och empati. Sjuksköterskans centrala roll är att säkerställa patientens komfort och säkerhet, göra den postoperativa upplevelsen så skonsam som möjligt och underlätta vägen till fullständigt tillfrisknande.

Kapitel 5

KÄNSLOMÄSSIGA UTMANINGAR OCH PSYKOLOGISKA

Förståelse och hantering patientångest

Inom maxillofacial kirurgi är en operation på så synliga och känsliga delar av kroppen som ansikte och käke en källa till oro för många patienter. Denna oro, som ibland är djupt rotad, kan förvärras av rädsla för det okända, oro för smärta eller estetiska resultat. För sjuksköterskor är det viktigt att förstå denna oro, eftersom den spelar en avgörande roll för att förbereda patienterna inför operationen och för deras postoperativa återhämtning.

Ångest är inte bara en känslomässig reaktion, den påverkar också kroppen. Det kan yttra sig som ökad hjärtfrekvens, kraftiga svettningar, skakningar eller en känsla av spändhet. Det är därför viktigt för sjuksköterskor att kunna känna igen dessa symtom och anpassa sitt förhållningssätt därefter.

Att skapa ett förtroendefullt förhållande mellan sjuksköterskan och patienten är det första viktiga steget i hanteringen av ångest. Aktivt lyssnande, en lugnande ton och en empatisk attityd bidrar alla till att skapa detta förtroende. Dessutom kan man avsevärt minska ångesten genom att erbjuda patienterna utrymme att uttrycka sin rädsla och oro, samtidigt som man ger tydlig och ärlig information om vad de kan förvänta sig.
Att förbereda patienten spelar också en viktig roll. Genom att förklara operationens olika steg, de känslor som kan uppstå och läkningsprocessen ger sjuksköterskorna patienterna verktyg för att förutse och förstå vad som händer, vilket minskar deras rädsla för det okända.

Men att hantera ångest stannar inte vid kommunikation. Avslappningstekniker som djupandning, vägledd meditation eller terapeutisk musik kan också bidra till att lugna patienten före och efter operationen.

Slutligen är det viktigt att förstå att varje patient är unik. Medan vissa kan finna tröst i kunskap, kan andra behöva distraktion eller enkla uppmuntrande ord. Sjuksköterskan har genom sin centrala roll i patientens vårdkedja möjlighet och ansvar att anpassa sitt förhållningssätt för att på bästa sätt tillgodose varje patients individuella behov, säkerställa en lugnare upplevelse och främja optimal läkning.

Sjuksköterskans motståndskraft hantering av svåra fall

Att arbeta inom det medicinska området, och mer specifikt inom maxillofacial kirurgi, utsätter sjuksköterskor för en mängd utmaningar. Oavsett om det handlar om patienter med komplexa sjukdomar, oväntade komplikationer eller känslomässigt påfrestande situationer sätts sjuksköterskans förmåga att återhämta sig och hålla ut på hårda prov. Denna motståndskraft är långt ifrån medfödd, utan byggs upp och kultiveras under hela karriären.

Svåra fall inom maxillofacial kirurgi kan ge upphov till en mängd olika känslor: sorg när man ställs inför en ung patient som har råkat ut för en olycka, frustration när operationen inte ger de förväntade resultaten eller stress när man ställs inför en medicinsk nödsituation. Om dessa känslor inte hanteras kan de leda till utbrändhet, distansering eller till och med medicinska fel. Motståndskraft blir då en viktig färdighet för att upprätthålla sjuksköterskornas personliga välbefinnande och samtidigt garantera en högkvalitativ patientvård.

Ett av de första stegen för att utveckla denna motståndskraft är medvetenhet och acceptans. Att acceptera att vi inte alltid kan kontrollera allt, att varje patient är unik och att det, trots all vår skicklighet och hängivenhet, kan uppstå negativa resultat. Denna medvetenhet hjälper oss att undvika fällan med självanklagelser.

Fortlöpande utbildning och utbyte med kollegor spelar också en avgörande roll. Genom att lära sig nya tekniker, utbyta erfarenheter och få råd från kollegor stärker sjuksköterskorna sin förmåga att hantera komplexa situationer. Ömsesidigt stöd och solidaritet inom ett team kan minska de känslomässiga effekterna av svåra fall.

En annan viktig strategi är att utveckla förmågan att ta hand om sig själv. Det kan handla om avslappningstekniker som meditation, eller att ägna sig åt aktiviteter som ger tröst, oavsett om det är sport, konst eller fritid. Att ta tid för sig själv, bort från sjukhusmiljön, kan hjälpa dig att ladda batterierna och återfå känslomässig balans.

För vissa sjuksköterskor kan det vara bra med handledning eller psykologiskt stöd, eftersom det ger en trygg plats där de kan uttrycka och bearbeta de känslor som är kopplade till deras arbete.

Motståndskraft är inte bara förmågan att övervinna svårigheter, det är också förmågan att växa genom dem. Att utveckla denna egenskap hos sjuksköterskor inom maxillo-facial kirurgi säkerställer inte bara optimal patientvård, även i de mest komplexa fallen, utan bevarar också deras välbefinnande och deras passion för detta krävande och djupt givande yrke.

Vikten av teamstöd och debriefing

I det hektiska arbetet på en avdelning för maxillofacial kirurgi kan vikten av teamarbete inte underskattas. Medicinsk vård är inte en enskild individs arbete, utan det samordnade resultatet av en grupp experter som samlar sina färdigheter och kunskaper. Teamstöd och debriefing är två avgörande faktorer som förstärker denna sammanhållning och garanterar vårdkvaliteten.

Stöd till teamet:
Maxillo-faciala kirurgiska ingrepp kan vara långa, känsliga och stressande. Under dessa ögonblick är det ömsesidiga beroendet mellan teammedlemmarna påtagligt. En kirurg är beroende av sin instrumentalist, som är beroende av sin operationsassistent, som i sin tur är beroende av sjuksköterskan på uppvakningsrummet. Denna kedja av ömsesidigt beroende bildar ett stabilt och betryggande nätverk för patienten.
Teamstöd är mer än bara teknisk assistans. Det handlar också om känslomässigt stöd. När man ställs inför utmanande situationer eller svåra beslut är det ovärderligt att veta att man kan lita på en kollegas axlar eller expertis. Denna känsla av kamratskap och solidaritet minskar inte bara stressen, utan stärker också känslan av tillhörighet och motivation inom teamet.

Debriefing:
Efter ett ingrepp, särskilt om det har varit särskilt komplicerat eller om komplikationer har uppstått, är det viktigt att ta en stund för att analysera vad som har hänt. Det är här debriefingen kommer in i bilden.
Debriefing är inte bara ett verktyg för att identifiera möjliga fel eller förbättringar. Det är först och främst ett forum där varje medlem i teamet kan uttrycka sina känslor, funderingar och förslag. Det ger en möjlighet till kollektiv reflektion, uppmuntrar till ömsesidigt lärande och stärker teamets band.

Debriefing har också en känslomässig dimension. Den ger möjlighet att uttrycka känslor som annars kanske skulle förbli undertryckta, t.ex. frustration, sorg eller oförståelse. Genom att dela dessa känslor kan teamet ofta hitta ett sätt att lugna ner sig och lösa situationen, och därigenom undvika att spänningar byggs upp.

Inom maxillofacial kirurgi, där insatserna är både tekniska och mänskliga, kan man inte bortse från vikten av teamstöd och debriefing. Dessa faktorer bidrar inte bara till en effektiv och säker vård, utan också till välbefinnandet hos den personal som dag efter dag arbetar för sina patienters hälsa och tillfrisknande.

Kapitel 6

SAMARBETA MED DET KIRURGISKA TEAMET

Dynamiken i det operativa teamet

Operationsteamet är den viktigaste drivkraften bakom varje framgångsrik operation inom maxillofacial kirurgi. Likt ett schweiziskt ur måste varje komponent fungera i harmoni för att säkerställa effektivitet, säkerhet och vårdkvalitet. Dynamiken i teamet formas av mellanmänskliga relationer, teknisk kompetens och väldefinierade roller, allt orkestrerat med precision.

Gruppens sammansättning :
Operationsteamet vid maxillofacial kirurgi består ofta av maxillofacialkirurgen, operationsassistenten, operationssjuksköterskan (IBODE), narkosläkaren och steriliseringsteknikern. Varje medlem har en specifik funktion, men alla måste arbeta i symbios.

Kommunikation :
Nyckeln till ett effektivt operationsteam är smidig och tydlig kommunikation. Vid operationer, där varje sekund räknas, är det absolut nödvändigt att instruktioner, önskemål och observationer överförs snabbt och entydigt. En kirurg kan begära ett specifikt instrument från IBODE, som måste förutse detta behov. Anestesiläkaren måste hela tiden informera kirurgen om patientens tillstånd. Denna kommunikation sker ofta med ord, men också med gester, blickar och en ömsesidig förståelse som utvecklats genom erfarenhet.

Ömsesidigt förtroende :
Förtroende är grundläggande för teamdynamiken. Kirurgen måste lita på att hans assistent följer hans rörelser och förutser hans behov. IBODE måste lita på att hans kollegor upprätthåller en steril miljö. Narkosläkaren måste lita på att resten av teamet rapporterar eventuella förändringar i patientens tillstånd. Detta förtroende byggs upp med tiden, med utbildning, konsekvens och upprepning.

Utmaningar och konfliktlösning :
Som i alla team kan det uppstå spänningar. Oenighet om teknik, misstag, missförstånd eller helt enkelt trycket från arbetsmiljön kan leda till friktion. Det viktigaste är att lösa dessa konflikter snabbt och professionellt och att sätta patientens välbefinnande i första rummet. Regelbundna genomgångar och teamträning kan hjälpa till att förutse och hantera dessa situationer.

Fortlöpande utbildning och utveckling:
Maxillo-facial kirurgi är ett område i ständig utveckling. Nya tekniker, instrument och teknologier dyker upp regelbundet. Operationsteamet måste vara proaktivt i sin utbildning för att hålla sig i framkant inom specialiteten. Denna törst efter lärande stärker också sammanhållningen i teamet, eftersom de utvecklas och växer tillsammans i sin expertis.

Dynamiken i operationsteamet för maxillofacial kirurgi är en komplex dans av färdigheter, förtroende och kommunikation. När teamet fungerar som bäst säkerställer det inte bara att operationerna blir framgångsrika, utan skapar också bestående professionella och personliga band mellan medlemmarna. Dessa band är det bultande hjärtat på alla kirurgiska avdelningar och driver teamet mot excellens.

Interprofessionell kommunikation

På ett sjukhus eller en klinik är kommunikation mellan olika yrkesgrupper en hörnsten för att garantera patientsäkerhet och effektiv vård. Inom maxillofacial kirurgi, där ingreppen kan vara känsliga, komplexa och multidisciplinära, är tydlig och samordnad kommunikation mellan de olika yrkesgrupperna inom vården avgörande. Kommunikationen handlar om mer än bara utbyte av information: den skapar förtroendefulla relationer, underlättar beslutsfattandet och säkerställer en smidig samordning av vården.

Mångfalden av människor vi pratar med:
Maxillofacial kirurgi involverar inte bara kirurgen och patienten. Den involverar en uppsjö av andra specialister: narkosläkare, radiologer, ortodontister, patologer, sjuksköterskor, fysioterapeuter och ibland även psykologer eller socialarbetare. Var och en av dessa yrkesgrupper bidrar med sin specifika expertis, och deras harmoniska samarbete är avgörande för en holistisk patientvård.

Vikten av ett gemensamt språk :
Med så många experter inblandade är det viktigt att skapa ett gemensamt språk för att undvika missförstånd. Medicinsk terminologi kan variera från en specialitet till en annan. Att komma överens om en gemensam vokabulär som alla kan förstå är det första steget mot en effektiv interprofessionell kommunikation.

Verktyg för kommunikation :
Delade journaler, integrerade IT-system och multidisciplinära konsultationsmöten (RCP) är alla verktyg som främjar smidig kommunikation. I synnerhet RCP är viktiga tillfällen då alla specialister som är involverade i ett fall samlas för att diskutera, utbyta idéer och utarbeta en optimal behandlingsplan.

Hantering av meningsskiljaktigheter :
Oenigheter är oundvikliga i en tvärvetenskaplig miljö. Det viktiga är dock hur de hanteras. Genom att kommunicera öppet, respektfullt och genom att lyssna är det ofta möjligt att lösa meningsskiljaktigheter och nå samförstånd. Det är viktigt att komma ihåg att huvudmålet är patientens välbefinnande.

Utbildning i interprofessionell kommunikation :

Många institutioner och yrkesorganisationer är medvetna om hur viktig denna färdighet är och erbjuder nu särskilda kurser i interprofessionell kommunikation. Dessa kurser syftar till att stärka den interpersonella kompetensen, öka medvetenheten om andra specialiteters perspektiv och främja en kultur av samarbete och ömsesidig respekt.

Interprofessionell kommunikation inom maxillo-facial kirurgi är inte en lyx, utan en nödvändighet. Den säkerställer att varje patient får en heltäckande vård, där alla expertområden mobiliseras och samordnas för att ge bästa möjliga vård. Genom att odla denna kommunikationskultur ökar vårdpersonalen inte bara sin effektivitet, utan bygger också upp patienternas förtroende för det team som vårdar dem.

Betydelsen av granskning av sjuklighet och dödlighet

Inom den medicinska världen är självutvärdering och kontinuerligt lärande avgörande för att garantera patientsäkerheten och ständigt förbättra vårdkvaliteten. Granskningar av morbiditet och mortalitet (MMR) spelar en central roll i detta avseende, särskilt inom så känsliga specialiteter som maxillofacial kirurgi.

Vad är en RMM?
En granskning av morbiditet och mortalitet är ett strukturerat möte där sjukvårdspersonal granskar fall där patienter har drabbats av komplikationer (morbiditet) eller avlidit (mortalitet). Syftet är inte att skuldbelägga någon, utan att förstå de bakomliggande orsakerna, dra lärdom av händelserna och genomföra förbättringar.

Att lära sig av sina misstag:
Även i de mest kompetenta händer är medicin aldrig riskfritt. Komplikationer kan uppstå av en mängd olika anledningar, oavsett om det handlar om en oförutsedd faktor hos patienten, ett kliniskt beslut eller ett systemfel. Genom att analysera dessa fall på djupet kan teamen identifiera områden som kan förbättras, oavsett om det gäller teknik, rutiner eller kommunikation.

Främjande av en säkerhetskultur :
MMR spelar en viktig roll när det gäller att främja en säkerhetskultur inom medicinska inrättningar. Genom att uppmuntra till öppenhet, ärlighet och utbyte av erfarenheter bidrar de till att avstigmatisera medicinska fel. I stället för att dölja eller förneka fel uppmuntras personalen att granska dem på ett konstruktivt sätt.

Förbättring av förfaranden och protokoll :
Tack vare lärdomarna från MMR kan sjukhusen genomföra konkreta förändringar för att förbättra patientsäkerheten. Oavsett om det handlar om att införa ny teknik, modifiera kirurgiska protokoll eller stärka fortbildningen har de åtgärder som följer av dessa granskningar en direkt inverkan på vårdkvaliteten.

Stärka sammanhållningen i teamet :
MMR kan också stärka sammanhållningen och samarbetet inom medicinska team. Genom att sammanföra yrkesverksamma från olika discipliner för att öppet diskutera komplexa utmaningar skapar de ett utrymme för ömsesidigt förtroende och respekt.

Granskningar av morbiditet och mortalitet är mycket mer än bara en administrativ formalitet. De återspeglar ett djupt engagemang för klinisk excellens och patientsäkerhet. Inom maxillofacial kirurgi, där marginalerna för fel är små och konsekvenserna potentiellt allvarliga, är deras roll än mer avgörande. De är en stöttepelare för kontinuerlig förbättring och ser till att varje ingrepp, varje beslut, bygger på tidigare erfarenheter.

Kapitel 7

ANATOMI OCH FYSIOLOGI MAXILLOFACIALA REGIONEN

Benstrukturer

För att utforska maxillofacial kirurgi krävs en grundlig förståelse av ansiktets anatomi, särskilt benstrukturerna. Dessa ben utgör ansiktets ramverk, stödjer mjukvävnaderna och spelar en avgörande roll för funktioner som tuggning, tal och andning.

1. Det främre benet :
Pannbenet ligger i den övre delen av ansiktet och bildar pannan och den övre delen av ögonhålorna. Det spelar en viktig roll för att skydda hjärnan och för ansiktsuttrycket.

2. Maxillära ben (övre käken) :
Dessa är de övre käkbenen som stöder de övre tänderna och bildar den hårda gommen. De spelar en viktig roll vid tuggning och tal.

3. Mandibularbenet (underkäken) :
Det är det största benet i ansiktet, rörligt och ledat med skallen. Det stöder de nedre tänderna och är nödvändigt för att tugga, tala och öppna/stänga munnen.

4. De zygomatiska benen (eller malarbenen) :
De sitter på vardera sidan av ansiktet och bildar kindbenen och är involverade i bildandet av ögonhålan.

5. Näsbenet :
Detta är de små benen vid näsroten som bidrar till formen och strukturen på denna del av ansiktet.

6. De palatinala benen :
De ligger bakom käkbenen och bildar den bakre delen av den hårda gommen och golvet i näshålan.

7. Tårbenen :
Dessa små ben, som ligger inuti ögonhålan, är i kontakt med tårkanalen.

8. Benet från vomer :
Det är ett tunt, platt ben som utgör baksidan av nässkiljeväggen.

9. Etmoid- och sfenoidbenen :
Dessa komplexa ben finns i skallbasen och spelar en viktig roll i bildandet av ögonhålorna och separationen av näshålan från hjärnan.

10. Den nedre näshålan :
Den ansvarar för att cirkulera och befukta den luft som andas in genom näsborrarna.
Kirurgiska konsekvenser :

Kunskap om benstrukturer är avgörande för maxillo-faciala kirurger. Oavsett om det gäller rekonstruktion efter trauma, korrigering av medfödda missbildningar eller kosmetiska ingrepp har varje ben i ansiktet sina egna anatomiska och funktionella särdrag. Kirurgiska tekniker, tillvägagångssätt och ingrepp varierar beroende på vilket ben som är involverat och de intilliggande strukturerna.

Maxillofacial kirurgi är ett område med hög precision som kräver omfattande anatomisk expertis. Ansiktets benstrukturer, med deras komplexitet och inbördes samband, är kärnan i denna specialitet och garanterar ansiktets funktionalitet och estetik.

Vaskularisering och innervering

Maxillofacial kirurgi, med sin tonvikt på återställande och reparation av ansiktsstrukturer, kräver en djupgående kunskap om vaskularisering och innervering i denna region. Detta är avgörande inte bara för att operationerna ska lyckas funktionellt, utan också för att minimera komplikationer och säkerställa optimal återhämtning.

Vaskularisering :
Blodcirkulationen i ansiktet sker huvudsakligen via grenar av den yttre halspulsådern.

Ansiktsartär: Denna **artär** följer en krokig bana över ansiktet och förser läppar, näsa och ögonlock med blod.

Maxillarisartären: Denna djupare artär förser tänderna, bihålorna, gommen och en del av tuggmusklerna med blod.

Arteria temporalis superficialis: Stiger upp mot hårbotten och försörjer tinningen och främre delen av hårbotten.

Vinkelartären: Detta är fortsättningen på ansiktsartären och vaskulariserar den laterala delen av näsan och en del av ögonhålan.

Venöst återflöde säkerställs av vener som följer med dessa artärer och som slutligen dräneras i de inre och yttre jugularvenerna.

Innervation :
Ansiktet innerveras huvudsakligen av grenar av trigeminusnerven (V), som är den femte kranialnerven.

Oftalmiska grenen (V1): Den innerverar det övre ögonlocket, pannan och den främre delen av hårbotten.

Maxillära grenen (V2): Denna gren innerverar det nedre ögonlocket, kinden, näsan, överläppen och gommen.

Mandibulargrenen (V3): Ansvarar för innerveringen av underkäken, inklusive underläppen, samt vissa tuggmuskler.

Andra kranialnerver spelar också en roll, t.ex. ansiktsnerven (VII) för ansiktsmusklerna och glossopharyngealnerven (IX) och vagusnerven (X) för de mer bakre delarna av munnen och svalget.

Kirurgiska konsekvenser :
Exakt kunskap om vaskularisering och innervation är avgörande för att undvika komplikationer, särskilt

blödningar och sensoriska eller motoriska bortfall. Det gör det också möjligt för kirurgen att utföra kärl- och nervanastomoser under komplexa rekonstruktioner, vilket säkerställer optimal livskraft och funktion hos den transplanterade eller reparerade vävnaden.

Tack vare tekniska framsteg kan maxillofacial kirurgi nu dessutom använda avancerade bildtekniker för att kartlägga dessa strukturer före operationen, vilket ger bättre kirurgisk planering.

Konsten att utföra maxillofacial kirurgi ligger lika mycket i djupgående teoretisk kunskap om anatomiska strukturer som i teknisk skicklighet. Ansiktets vaskularisering och innervering är nyckelelement i denna kunskap, vilket garanterar säkra och effektiva operationer.

Vävnadsegenskaper : muskler, hud och slemhinnor

Maxillofacial kirurgi involverar mer än bara ben och leder; det interagerar djupt med de olika vävnader som täcker och stöder dessa strukturer. En ingående förståelse för vävnadens särdrag är avgörande för att säkerställa estetiska och funktionella resultat av ingreppen.

1. Muskler:
Ansiktet är en orkester av muskler som ger uttryck, känslor och funktion. De är så komplexa att varje muskel har en exakt roll.

Tuggmuskler: Dessa inkluderar masseter, temporalis och pterygoids (laterala och mediala). De är viktiga för att öppna, stänga och röra käken.

Ansiktsuttrycksmuskler: Dessa muskler, t.ex. orbicularis orbicularis, zygomaticus major och frontal, möjliggör en rad olika känslouttryck, från överraskning till leende.

59

Kirurgi på dessa muskler kräver extrem försiktighet för att undvika förlamning eller postoperativ asymmetri.

2. Hud:

Huden i ansiktet är unik. Den är tunn, har en rik blodförsörjning och exponeras ofta för solen.

Elasticitet och läkning: Ansiktshuden är elastisk och har en imponerande läkningsförmåga. Det är dock viktigt att göra exakta snitt för att säkerställa minimal och diskret ärrbildning.

Regionala variationer: Huden varierar avsevärt mellan panna, ögonlock, kinder och haka när det gäller tjocklek och elasticitet.

3. Slemhinnor:

Slemhinnor är de inre slemhinnorna i munnen, kinderna och näsan. De är fuktiga, känsliga och spelar en avgörande roll för känsel och funktion.

Läkning: Slemhinnor har en snabb läkningsförmåga, men kan vara benägna att drabbas av infektioner om de inte vårdas ordentligt.

Känslighet: De är rikligt innerverade, vilket gör kirurgiska ingrepp i dessa områden särskilt känsliga.
Kirurgiska konsekvenser:

När kirurger arbetar med dessa vävnader måste de ta hänsyn till deras vaskularisering, innervering och unika egenskaper för att minimera ärrbildning, bevara känseln och säkerställa optimal återhämtning och funktion.

När man till exempel utför ansiktslyftningar eller estetiska ingrepp är det viktigt att förstå hur huden och musklerna samverkar för att uppnå ett naturligt resultat. På samma sätt är det vid oral kirurgi viktigt att förstå slemhinnorna för att säkerställa korrekt läkning och förhindra komplikationer.

Ansiktets mjukvävnader spelar en lika viktig roll, även om de ofta hamnar i skuggan av de benstrukturer som uppmärksammas inom maxillofacial kirurgi. Deras komplexitet och ömsesidiga beroende kräver särskild expertis och uppmärksamhet för att säkerställa de bästa kirurgiska resultaten.

Kapitel 8

VERKTYG OCH TEKNIK INOM MAXILLO-FACIAL KIRURGI

Vanliga kirurgiska instrument och deras användning

Maxillo-facial kirurgi, liksom andra kirurgiska specialiteter, kräver ett specifikt utbud av instrument för att utföra exakta och specialiserade ingrepp. Dessa instrument är utformade för att anpassas till de komplexa och känsliga anatomiska strukturerna i ansiktet och käken. Här är några av de vanligaste instrumenten och deras specifika roll:

1. Instrument för dissektion och exponering :
   - **Skalpeller: Dessa är** vassa blad som används för att göra exakta snitt. De kan ha olika utformning och bladstorlekar som är anpassade till olika delar av ansiktet.
   - **Kirurgisk sax**: Används för att klippa vävnad. Saxarna kan vara raka eller böjda och lämpar sig för fin eller grov dissektion.
   - **Retraktorer**: Instrument för att dra tillbaka vävnad och ge bättre sikt under operationen. Vissa är självhållande, medan andra kräver manuell hantering.
2. Grip- och fästverktyg :
   - **Dissektionstänger**: Dessa används för att greppa och försiktigt stabilisera vävnader under dissektion eller suturering.
   - **Hemostatiska pincetter**: Dessa används för att greppa och klämma fast blodkärl och stoppa blödningar. Vanliga exempel är Kelly- och Crile-tänger.
3. Beninstrument :
   - **Osteotomer:** Vassa instrument för att skära eller forma ben.
   - **Gnagare**: Används för att avlägsna eller trimma benbitar.
   - **Kirurgiska hammare**: Används med osteotomer för att utöva exakta krafter vid benskärning.

4. Instrument för suturering :

Nålhållare: Dessa håller fast nålarna när du suturerar vävnad.

Pincett: Används för att manövrera och positionera suturer när de ska läggas eller tas bort.

5. Specialiserade instrument :

Tårprob: Ett fint instrument för undersökning och rensning av tårkanalerna.

Oscillerande såg: Används för osteotomier, särskilt vid ortognatkirurgi.

Kirurgiska borr: För att förbereda platser för tandimplantat eller för andra operationer som kräver hål i benet.

6. Sugning :

Sugkanyler: Dessa används för att avlägsna vätskor, t.ex. blod eller saliv, så att operationsområdet hålls rent och klart.

Maxillofacial kirurgi kräver en kombination av instrument, allt från grundläggande verktyg till högspecialiserade enheter. Varje instrument är utformat för att optimera effektiviteten och säkerheten i operationerna. Perfekt behärskning av dessa verktyg, i kombination med en grundlig förståelse av ansiktets anatomi, är avgörande för att säkerställa bästa möjliga kirurgiska resultat.

Bildbehandlingsteknik : radiografi, skanner, MRI

Maxillofacial kirurgi, som är en specialitet inriktad på ansiktets, skallens och käkens komplexa anatomi, är i hög grad beroende av medicinsk bildbehandling för diagnos, planering och utvärdering av operationer. Låt oss ta en närmare titt på de viktigaste bildmodaliteterna som används och deras specifika egenskaper inom detta område:

1. Radiografi :

- **Dental Panoramic**: Detta är en röntgenteknik som ger en bred bild av över- och underkäken. Den används ofta för att bedöma tänder, käkar och associerade sjukdomar.
- **Teleradiografi av skallen**: En specialiserad teknik för att visualisera skallen från sidan. Den används ofta inom ortodonti och ortognat kirurgi för att bedöma förhållandet mellan skalle, käke och tänder.

2. Datortomografi (CT eller scanner) :

- **Tvärsnittsframställning**: Skannern använder röntgenstrålar för att framställa bilder av kroppen i skivor. Inom maxillofacial kirurgi kan den ge exakta detaljer av ansiktets och skallens ben.
- **3D-rekonstruktion**: Tack vare modern teknik kan CT-bilder rekonstrueras för att ge en tredimensionell vy. Detta är särskilt användbart för kirurgisk planering, t.ex. vid trauma eller rekonstruktiv kirurgi.
- **Cone Beam CT (CBCT)**: CBCT är en variant av den konventionella CT-skannern och är speciellt utformad för kraniofacial avbildning. Den ger högupplösta detaljer med en reducerad stråldos, vilket gör den idealisk för tand- och maxillofaciala ingrepp.

3. Magnetisk resonanstomografi (MRI) :

- **Mjukvävnad och vaskularisering**: Till skillnad från CT, som är utmärkt för ben, är MR utmärkt för att visualisera mjukvävnad. Den används ofta för att bedöma massor, tumörer eller infektioner i mjukdelarna i ansiktet och munhålan.
- **Strålningsfri bildtagning**: MRT använder magnetfält, inte strålning, vilket gör den idealisk för upprepade bedömningar eller för strålningskänsliga patienter.
- **Kontrast**: Användning av kontrastmedel vid MRT kan bidra till att framhäva vissa sjukdomar eller vaskulära strukturer.

Bildbehandling spelar en avgörande roll inom maxillofacial kirurgi. Oavsett om det gäller att diagnostisera patologi, planera en operation eller övervaka postoperativ återhämtning, erbjuder varje bildmodalitet specifika fördelar. Valet mellan röntgen, CT eller MR beror på vilken klinisk fråga som ska besvaras och vilka anatomiska detaljer som krävs för bedömningen. Tack vare dessa tekniker kan kirurger operera med större precision, vilket förbättrar patientresultaten.

Nya innovationer: robotassisterad kirurgi, Tekniker för 3D-rekonstruktion

Maxillofacial kirurgi är en värld i ständig utveckling, med nya tekniker och metoder som dyker upp varje år. Bland dessa innovationer har robotassisterad kirurgi och 3D-rekonstruktionstekniker särskilt utmärkt sig under de senaste åren.

1. Robotassisterad kirurgi :

Högre precision: Kirurgiska robotar erbjuder exceptionell precision, vilket minskar risken för mänskliga misstag. Detta är särskilt användbart i känsliga områden i ansiktet, där en minimal felmarginal är avgörande.

Mindre invasiv: Snitt är ofta mindre vid robotkirurgi, vilket leder till mindre ärrbildning och en snabbare återhämtningstid för patienten.

Förbättrad tillgänglighet: I svåråtkomliga områden kan robotens ledade armar nå med en lätthet som den mänskliga handen inte alltid kan matcha.

Utbildning och simulering: Robotplattformar gör det också möjligt för kirurger att träna på simuleringar innan de utför verkliga operationer, vilket ökar deras skicklighet och självförtroende.

2. Tekniker för 3D-rekonstruktion :

Kirurgisk planering: Med programvara för 3D-rekonstruktion kan kirurger visualisera patientens anatomiska struktur i tre dimensioner. Detta gör att de kan planera och simulera sina operationer med oöverträffad precision.

3D-utskrift: Genom att kombinera 3D-rekonstruktion med 3D-utskrift är det möjligt att skapa skräddarsydda implantat eller kirurgiska guider för varje patient. Oavsett om det handlar om att ersätta förlorat ben eller vägleda ett snitt erbjuder denna teknik oöverträffad anpassning.

Visualisering under operationen: Vissa avancerade system gör det möjligt för kirurger att lägga 3D-bilder på operationsfältet under operationen, vilket fungerar som en guide i realtid.

Utbildning och fortbildning: 3D-modeller kan också användas för att utbilda studenter och unga kirurger, så att de får en realistisk bild av de utmaningar de kommer att ställas inför i operationssalen.

Tekniska innovationer förändrar maxillofacial kirurgi och erbjuder både kirurger och patienter betydande fördelar. Robotassisterad kirurgi utlovar större precision och säkerhet, medan 3D-rekonstruktionstekniker öppnar dörren för oöverträffad anpassning och kirurgisk planering. Tillsammans flyttar dessa innovationer fram gränserna för vad som är möjligt inom området och utlovar effektivare, säkrare och mer individanpassad vård för patienterna.

Kapitel 9

VANLIGA SJUKDOMAR OCH TILLHÖRANDE BEHANDLINGAR

Tumörer och lesioner
maxillofaciala regionen

Den maxillofaciala regionen är ett anatomiskt komplext område som omfattar käken, munnen, ansiktet och delar av skallen. Förekomsten av en mängd olika vävnader - ben, tänder, slemhinnor, körtlar, nervsystem och kärl - gör detta område känsligt för en mängd olika tumörer och lesioner, både godartade och elakartade.

1. Godartade tumörer :
   ◦ **Odontogena cystor**: Dessa cystor, som ofta förknippas med felställda tänder eller tandinfektioner, kan orsaka benutvidgning och kräver ofta operation.
   ◦ **Osteom:** Godartade bentumörer som kan utvecklas i käken eller andra ansiktsben.
   ◦ **Fibromer:** Tumörer i bindväv som kan förekomma i tandköttet eller slemhinnorna.
   ◦ **Pleomorfa adenom**: Tumörer i spottkörtlarna, vanligtvis parotidkörteln, som vanligtvis är godartade.
2. Maligna tumörer :
   ◦ **Skivepitelcancer:** Den vanligaste maligna tumören i munhålan, i allmänhet förknippad med riskfaktorer som rökning, alkoholkonsumtion eller exponering för humant papillomvirus (HPV).
   ◦ **Adenokarcinom:** Maligna tumörer som utvecklas från körtlar, t.ex. spottkörtlarna.
   ◦ **Sarkom:** Maligna tumörer i mjukvävnad eller ben, sällsynta men potentiellt aggressiva.
   ◦ **Malignt melanom**: Dessa pigmentcellstumörer är vanligare på huden, men kan ibland förekomma i munhålan.
3. Förstadier till cancer :
   ◦ **Leukoplaki:** En icke-förskjutbar vit lesion på munslemhinnan, av vilken en del kan utvecklas till cancer.

Erytroplasi: En röd, ofta sammetslen lesion med hög risk för malign transformation.

4. Orsaker och riskfaktorer :
Förutom genetiska faktorer kan exponering för tobak, alkohol, HPV och dålig munhygien öka sannolikheten för att utveckla tumörer i detta område.

5. Diagnos och behandling :
Diagnosen ställs vanligtvis med hjälp av en biopsi, följt av medicinsk bilddiagnostik (röntgen, datortomografi, MRT) för att bedöma tumörens utbredning. Behandlingen kan omfatta kirurgi, strålbehandling, kemoterapi eller en kombination av dessa, beroende på tumörens art och lokalisering.

Tumörer och lesioner i maxillofaciala regionen representerar ett varierat spektrum av patologier, från benigna till maligna. Tidig behandling av ett multidisciplinärt team är avgörande för att säkerställa bästa möjliga prognos för patienten. Kunskap om tecken och symtom hos vårdpersonal, liksom hos allmänheten, är avgörande för tidig diagnos och framgångsrik intervention.

Trauma och frakturer

Ansiktet är den mest framträdande delen av den mänskliga anatomin och är ofta det första som utsätts för stötar eller trauma. Oavsett om de orsakas av trafikolyckor, fall, våldshandlingar eller sportolyckor kan maxillofaciala trauman variera i allvarlighetsgrad, från mindre skrubbsår till komplexa frakturer.

1. Vanliga typer av maxillofaciala frakturer :
Fraktur på orbitabotten: Detta kan leda till att ögat sjunker in och kräver operation för att bevara synförmågan och estetiken.

- **Fraktur i** överkäken: påverkar överkäken och kan påverka tandställningen.
- **Fraktur på** underkäken: Underkäken är ett av de ben i ansiktet som oftast drabbas av frakturer.
- **Frakturer i det zygomatiska komplexet**: Dessa involverar de framträdande benen i kindbenen.
- **Näsfrakturer**: Ofta i samband med idrottsskador eller bråk.

2. Symtom och tecken :
- Svullnad och blåmärken
- Smärta, särskilt vid tuggning
- Domningar på grund av nervskador
- Malocklusion eller förändring av tandställningen
- Begränsning av munöppning
- Synlig eller palpabel deformitet

3. Diagnos :
Bilddiagnostik, såsom röntgen, CT eller MR, är nödvändig för att bedöma frakturens omfattning och exakta karaktär. En grundlig klinisk undersökning är också avgörande.

4. Bearbetning :
- **Kirurgi**: Vid förskjutna eller komplexa frakturer krävs ofta kirurgi för att justera och fixera benen. Detta kan innebära användning av plattor, skruvar eller trådar.
- **Konservativ behandling**: För frakturer som inte förskjuts kan vila, smärtstillande och ibland immobilisering vara tillräckligt.
- **Rehabilitering**: Sjukgymnastik kan vara nödvändigt för att återfå full funktion i käken, särskilt vid stelhet eller ihållande smärta.

5. Förebyggande åtgärder :
Att öka medvetenheten om användningen av skyddsutrustning, såsom hjälmar eller munskydd, under idrottsaktiviteter är mycket viktigt. Att främja trafiksäkerhet och förebygga våld är också avgörande.

Trauma och frakturer i maxillofaciala regionen är inte bara smärtsamma, utan kan ha bestående estetiska och funktionella konsekvenser. Snabb och lämplig behandling är avgörande för att optimera resultaten och förhindra komplikationer. Att öka medvetenheten om behovet av att förebygga dessa skador är också avgörande för att minska deras förekomst.

Medfödda missbildningar och kirurgiska korrigeringar

Medfödda missbildningar i maxillofaciala regionen är anomalier som finns från födseln och som beror på en störning i embryonalutvecklingen. Dessa missbildningar kan ha estetiska, funktionella och psykologiska konsekvenser. Kirurgi spelar en nyckelroll när det gäller att korrigera dessa missbildningar för att förbättra patienternas livskvalitet.

1. Vanliga typer av medfödda missbildningar :
   Läpp- och/eller gomspalt: Detta är delningar eller öppningar i överläppen och/eller gommen. De kan vara ensidiga eller bilaterala.
   Mikrognati eller retrognati: En liten eller onormalt placerad underkäke.
   Haemangiom: Godartade tumörer som består av onormala blodkärl som kan utvecklas på huden eller inuti munnen.
   Kraniofaciala syndrom: såsom Crouzons **syndrom** eller Aperts syndrom, som innebär avvikelser i utvecklingen av skallen och ansiktet.
2. Kirurgisk behandling :
   Korrigering av läpp- och gomspalt: Dessa operationer utförs ofta i flera steg för att reparera defekten och förbättra funktion och estetik. Den första operationen utförs vanligtvis under spädbarnsåldern.

Mandibulär framflyttning: I fall av svår mikrognati kan en operation krävas för att flytta fram mandibeln och därigenom förbättra andningsfunktionen och tandocklusionen.

Resektion av hemangiom: Om ett hemangiom är stort eller utgör en risk för vitala strukturer kan det vara nödvändigt att operera.

Kraniofacial kirurgi: Vid kraniofaciala syndrom krävs ofta komplicerad kirurgi för att omforma skallen och ansiktet och förbättra hjärnans funktion, andningen och utseendet.

3. Betydelsen av multidisciplinär behandling :
För att korrigera medfödda missbildningar i överkäken krävs ofta insatser från ett team av specialister, inklusive käkkirurger, ortodontister, barnläkare, talterapeuter, psykologer och annan sjukvårdspersonal.

4. Psykosociala överväganden :
Barn som föds med ansiktsmissbildningar kan ställas inför psykologiska utmaningar, t.ex. problem med självkänslan och risken för stigmatisering. Psykologisk vård är avgörande för att stödja dessa barn och deras familjer.

Medfödda missbildningar i maxillofaciala regionen kan innebära stora utmaningar för barn och deras familjer. Tack vare framsteg inom kirurgi och multidisciplinär behandling kan många barn se fram emot en betydande förbättring av sitt utseende och sin funktion. Nyckeln är tidigt ingripande, noggrann planering och långsiktig uppföljning för att säkerställa bästa möjliga resultat.

Kapitel 10

KOSMETISK KIRURGI INOM MAXILLOFACIAL KIRURGI

Preoperativ bedömning och patienternas förväntningar

Preoperativ bedömning är ett avgörande steg före varje kirurgiskt ingrepp. Den garanterar inte bara patientsäkerheten, utan anpassar också patientens förväntningar till de faktiska möjligheter som operationen erbjuder. Inom maxillofacial kirurgi är detta skede särskilt viktigt med tanke på operationens estetiska och funktionella inverkan.

1. Klinisk bedömning :
   - **Fysisk undersökning**: Detta innebär en detaljerad bedömning av ansiktsområdet, inklusive hud, ben, tänder och mjukvävnader.
   - **Medicinsk historia**: Att förstå underliggande sjukdomar, allergier, nuvarande medicinering eller tidigare operationer är avgörande för att undvika komplikationer.
   - **Tandundersökning och ocklusion**: En bedömning av tandställning och bett kan vara nödvändig, särskilt vid ortognata ingrepp.
2. Bilddiagnostik och andra undersökningar :
   - **Röntgen, CT-skanning, MRT**: Dessa bilder ger en detaljerad bild av de inre strukturerna och hjälper kirurgen att planera operationen.
   - **Tandmodeller**: I vissa fall kan tandavgjutningar göras för att studera ocklusionen.
   - **Blodprov**: Dessa kan behövas för att bedöma den allmänna hälsan och kontrollera aspekter som koagulation.
3. Diskussion om förväntningar :
   - **Bedömning av patientens önskemål**: Det är viktigt att förstå vad patienten hoppas kunna uppnå efter operationen.

Matchning med den medicinska verkligheten: Ibland kan patientens förväntningar vara orealistiska. Kirurgen måste då klargöra vad som är medicinskt möjligt.

Risker och fördelar: Varje operation har sina fördelar och risker. Patienten måste få fullständig information för att kunna ge sitt informerade samtycke.

4. Psykologisk förberedelse :

Känslomässiga effekter: Maxillo-facial kirurgi kan ha en betydande inverkan på självkänslan. En psykologisk bedömning kan ibland vara nödvändig.

Stöd: Att uppmuntra patienterna att prata med sina familjer eller gå med i stödgrupper kan hjälpa dem att förbereda sig känslomässigt inför ingreppet.

Den preoperativa bedömningen är mycket mer än en enkel läkarundersökning. Den är bryggan mellan patientens önskemål och oro och den medicinska verkligheten av vad kirurgi kan erbjuda. Inom maxillofacial kirurgi, där resultatet har en djupgående inverkan på utseende och funktion, är noggrann bedömning och öppen kommunikation avgörande för att säkerställa patientnöjdhet och att operationen blir framgångsrik.

Vanliga kirurgiska tekniker: näsplastik, ansiktslyftning, genioplastik

Estetisk och rekonstruktiv kirurgi i maxillofaciala regionen omfattar en mängd olika ingrepp, vart och ett med sina egna specifika tekniker och mål. Tre av de vanligaste ingreppen inom detta område är näsplastik, ansiktslyftning och genioplastik.

1. Näsplastik :
Detta är ett kirurgiskt ingrepp som syftar till att förändra näsans form och/eller funktion.

Typer :
 Estetisk näsplastik: Ändrar näsans form av kosmetiska skäl.
 Funktionell näsplastik: Korrigerar strukturella avvikelser som kan orsaka andningsproblem.
Tekniker:
 Öppen ingreppsmetod: snitt vid näsroten som ger direkt insyn.
 Sluten metod: snitt inuti näsborrarna utan synligt yttre snitt.
Resultat: Förutom estetiska förbättringar kan andningen förbättras när septumavvikelser eller andra interna anomalier korrigeras.

2. Ansiktslyftning (eller cervico-facial lyftning) :
Denna operation är utformad för att föryngra ansiktet genom att korrigera vävnadsslapphet.
 Målområden :
 Pannlyft: Pannlock och ögonbryn.
 Mid-face-lyft: kinder och periokulärt område.
 Lyft av nedre delen av ansiktet och halsen: käken, halsen och området under hakan.

Tekniker:
 Strategiskt placerade snitt runt hårfästet, öronen och/eller halsen.
 Redrapning av underliggande vävnader och borttagning av överskottshud.
Resultat: Föryngrat utseende, mer definierade konturer och reducering av fina linjer och rynkor.

3. Genioplastik :
Detta är en operation som ändrar hakans form.
 Typer :
 Förbättring: För en tillbakadragen haka.
 Recession: För en framträdande haka.
 Tekniker:
 Snitt inuti munnen eller under hakan.

78

Hakan avanceras antingen med fixering med plattor och skruvar, eller omformas genom att en del av benet avlägsnas.
Resultat: En haka som är bättre proportionerad mot resten av ansiktet, vilket förbättrar ansiktsbalansen.

Oavsett om det är av estetiska eller funktionella skäl erbjuder maxillofacial kirurgi en rad olika ingrepp som kan ha en djupgående inverkan på en persons utseende och livskvalitet. Som med alla ingrepp är en grundlig konsultation med en kvalificerad kirurg avgörande för att fastställa det bästa tillvägagångssättet för varje enskild patient.

Postoperativ vård och hantering av komplikationer

Den postoperativa perioden spelar en avgörande roll för återhämtningen och resultatet av en maxillofacial operation. Under denna fas har sjuksköterskan ett nära samarbete med det medicinska teamet för att minimera risken för komplikationer, lindra smärta och underlätta patientens tillfrisknande.

1. Postoperativ vård :
   Omedelbar övervakning: Efter operationen flyttas patienten i allmänhet till uppvakningsrummet, där vitala funktioner övervakas noggrant.
   Smärtlindring: Analgetika, ofta i kombination med antiinflammatoriska medel, administreras för att lindra smärta.
   Sårvård: Stygn, förband och dränage inspekteras regelbundet för att upptäcka tecken på infektion eller blödning.

Mat och vätska: Beroende på operationens art kan flytande eller mjuk föda rekommenderas. Bra vätskeintag är också viktigt.

Mobilisering: Att uppmuntra patienterna att mobilisera sig gradvis hjälper till att förebygga komplikationer som trombos.

Råd vid hemkomst: Rekommendationer om hemsjukvård, medicinering, kost och aktiviteter som bör undvikas ges till patienter och deras familjer.

2. Behandling av komplikationer :

Blödning: Kraftig postoperativ blödning kräver snabbt ingripande för att lokalisera och kontrollera källan.

Infektion: Tecken på infektion, t.ex. rodnad, svullnad eller var, ska omedelbart behandlas med antibiotika.

Sensoriska störningar: Domningar eller stickningar kan förekomma. Om dessa symtom kvarstår kan en neurologisk bedömning vara nödvändig.

Onormal ärrbildning: Ärrhypertrofi eller keloider kan kräva ytterligare behandling, t.ex. steroidinjektioner eller rekonstruktiv kirurgi.

Andningssvårigheter: Efter vissa typer av operationer kan det finnas en risk för luftvägsobstruktion som kräver akut ingripande.

Uttorkning: Otillräckligt vätskeintag kan leda till uttorkning, särskilt om patienten har svårt att äta eller dricka efter operationen.

Den postoperativa perioden vid maxillofacial kirurgi är lika kritisk som själva operationen. Noggrann övervakning, lämplig behandling och öppen kommunikation med patienten är avgörande för att säkerställa en okomplicerad återhämtning. Om även den minsta avvikelse upptäcks kan ett snabbt och lämpligt ingripande förhindra allvarligare komplikationer och därmed garantera att operationen blir framgångsrik på lång sikt.

Kapitel 11

ETIK OCH LAGLIGHET INOM MAXILLO- FACIAL KIRURGI

Patienters rättigheter och skyldigheter

När en person blir patient i en medicinsk miljö får han eller hon en rad rättigheter och skyldigheter. Dessa rättigheter och skyldigheter är utformade för att garantera en respektfull och effektiv vård, samtidigt som patienterna involveras i sin egen vårdprocess.

1. Patienters rättigheter :

   Rätt till information: Patienter har rätt att på ett tydligt och begripligt sätt få information om sitt hälsotillstånd, de föreslagna behandlingarna, deras fördelar och risker samt möjliga alternativ.

   Informerat samtycke: Inget ingrepp eller behandling får utföras utan patientens fria och informerade samtycke, såvida det inte rör sig om en livshotande nödsituation.

   Rätt till konfidentialitet: All information om patienten, inklusive hans/hennes identitet, är konfidentiell. Den får endast delas med medicinsk personal som deltar i vården eller med personer som godkänts av patienten.

   Rätt till tillgång till journaler: Patienter har rätt att läsa och få en kopia av sina journaler.

   Rätt till respekt och värdighet: Patienter måste behandlas med respekt, oavsett ålder, kön, ursprung eller någon annan egenskap.

   Rätt till icke-diskriminering: Vården får inte variera beroende på diskriminerande kriterier.

   Rätt att vägra behandling: En patient kan vägra behandling eller ett ingripande efter att ha förstått konsekvenserna.

   Rätt till kontinuitet i vården: Patienter har rätt att få kontinuerlig, samordnad vård som är anpassad till deras behov.

2. Patientens skyldigheter :

Ärlighet och öppenhet: För att säkerställa effektiv vård måste patienterna lämna fullständig och korrekt information om sitt hälsotillstånd, sin historia, aktuella behandlingar och all annan relevant information.

Respekt för medicinsk personal: Att respektera vårdpersonal, sjukhuspersonal och andra patienter är avgörande för att den medicinska verksamheten ska fungera smidigt.

Efterlevnad av regler och förfaranden: Detta inkluderar efterlevnad av besökstider, hälso- och säkerhetsförfaranden etc.

Aktivt deltagande i vården: Även om patienter har rätt att vägra behandling måste de, om de samtycker till den, aktivt delta i sin egen läkningsprocess.

Ekonomiskt ansvar: Patienterna måste fullgöra sina ekonomiska skyldigheter gentemot sjukvårdsinrättningen eller vårdgivarna.

Förhållandet mellan patient och vårdpersonal bygger på ömsesidigt förtroende. Patienternas rättigheter garanterar respektfull, patientcentrerad medicinsk vård, medan deras skyldigheter säkerställer optimalt samarbete till förmån för deras hälsa. Inom det känsliga området maxillofacial kirurgi är detta samarbete än mer avgörande för att garantera optimala resultat.

Informerat samtycke och beslutsförmåga

Kärnan i den medicinska relationen är den grundläggande principen om respekt för patientens autonomi. Två nyckelbegrepp härrör från detta: informerat samtycke och beslutsförmåga. Dessa begrepp är visserligen intimt förknippade med varandra, men de är olika och spelar en avgörande roll, särskilt inom specialiteter som maxillofacial kirurgi, där operationer kan få stora estetiska och funktionella konsekvenser.

1. Informerat samtycke :

Definition: Informerat samtycke är det samtycke som en patient frivilligt ger till en medicinsk intervention efter att ha fått all information som krävs för att fatta ett välgrundat beslut.

Inslag av informerat samtycke :

Information: Hälso- och sjukvårdspersonalen måste ge patienten detaljerad information om ingreppets art, de förväntade fördelarna, de möjliga riskerna, de tillgängliga alternativen och konsekvenserna av att inte genomgå behandlingen.

Förståelse: Patienten måste ha kognitiv och känslomässig förmåga att förstå den information som ges.

Vilja: Patientens beslut måste fattas utan tvång eller yttre påverkan.

Dokumentation: Informerat samtycke formaliseras ofta i ett skriftligt dokument som undertecknas av patienten. Även om detta dokument är viktigt är processen för informerat samtycke mycket mer än en enkel administrativ formalitet.

2. Förmåga att fatta beslut :

Definition: Detta är en individs förmåga att fatta beslut om sin medicinska vård. Den bestäms av patientens förmåga att förstå, uppskatta, resonera och uttrycka en preferens beträffande ett medicinskt beslut.

Kapacitetsbedömning :

Förståelse: Kan patienten förstå den information som vårdpersonalen ger?

Bedömning: Kan patienten bedöma hur relevant informationen är för hans/hennes situation?

84

Resonemang : Kan de väga för- och nackdelar med olika alternativ?

Uttryck av valmöjlighet: Kan de tydligt **uttrycka** en preferens?

Begränsningar i beslutsförmågan: Om en patient bedöms vara oförmögen att fatta ett välgrundat beslut kan beslutet fattas av en legal företrädare eller förmyndare. Det är dock viktigt att alltid försöka involvera patienten så mycket som möjligt.

Inom maxillofacial kirurgi är respekten för patientens autonomi av yttersta vikt. Begreppen informerat samtycke och beslutsförmåga bidrar till att säkerställa att varje operation inte bara är medicinskt motiverad, utan också i linje med patientens önskemål och värderingar. På ett område där konsekvenserna av en operation kan påverka en persons liv i grunden är det viktigt att skapa en öppen och respektfull kommunikation mellan patienten och det medicinska teamet.

Hantera vanliga etiska dilemman

I medicinsk praxis uppstår etiska dilemman när grundläggande moraliska principer kommer i konflikt med varandra. Inom maxillofacial kirurgi kan dessa dilemman vara särskilt intensiva med tanke på den intima karaktären hos ingrepp i ansiktet - som speglar vår identitet.

1. Autonomi kontra välvilja :
   Dilemma: En patient vill genomgå en kosmetisk operation för att se ut som en kändis, men kirurgen anser att resultatet inte kommer att bli naturligt eller fördelaktigt på lång sikt.
   Hantering: Att föra en öppen dialog med patienten, klargöra deras motiv och informera dem om risker och fördelar. Kirurgen måste respektera patientens

självbestämmande och se till att patienten fattar ett välgrundat beslut.

2. Icke-målmedvetenhet kontra välvilja :

Dilemma: En patient behöver en potentiellt smärtsam operation för att återställa käkens funktion, men är orolig och motvillig.

Hantering: Även om kirurgen vill göra det som är till nytta (beneficence), måste han också se till att han inte orsakar skada (non-maleficence). Ett tillvägagångssätt kan vara att undersöka alternativa eller kompletterande metoder för att hantera patientens smärta och ångest.

3. Rättvisa kontra autonomi :

Dilemma: Ett dyrt ingrepp finns tillgängligt, men hälso- och sjukvårdssystemet har begränsade resurser. Vem bör gynnas?

Hantering: Det medicinska teamet måste bedöma nyttan och nödvändigheten av interventionen för varje patient. Besluten ska baseras på rättvisa kliniska kriterier snarare än betalningsförmåga eller social status.

4. Konfidentialitet vs:

Dilemma: En tonåring vill genomgå en operation utan att informera sina föräldrar.

Hantering: I många jurisdiktioner krävs föräldrarnas samtycke för ingrepp på minderåriga. Om tonåringen bedöms vara mogen kan dock ett undantag övervägas. Kirurgen måste balansera tonåringens rätt till konfidentialitet med principen om välgörenhet.

5. Estetiska kontra funktionella resultat :

Dilemma: Intervention kan återställa funktion men förändra utseende, eller vice versa.

Hantering: Transparent kommunikation är avgörande. Patienten måste få fullständig information om fördelarna och nackdelarna med varje alternativ och aktivt delta i beslutet.

När man ställs inför etiska dilemman finns det ofta inget enskilt "korrekt" svar. Inom maxillofacial kirurgi, liksom inom andra medicinska områden, är det viktigaste att engagera sig i en process av etisk reflektion, att aktivt involvera patienten och, om möjligt, att rådfråga etiska kommittéer eller kollegor för ytterligare perspektiv. Nyckeln ligger i den känsliga balansen mellan att respektera patientens autonomi och att agera i patientens bästa intresse.

Kapitel 12

KOMMUNIKATION MED PATIENTEN OCH FAMILJEN

Effektiva kommunikationstekniker

Kommunikation är en viktig del av relationen mellan läkare och patient, särskilt inom en specialitet som maxillofacial kirurgi där de estetiska, funktionella och känslomässiga konsekvenserna av operationerna är nära sammanflätade. Tydlig, empatisk och effektiv kommunikation kan förbättra patienttillfredsställelsen, bygga förtroende och förbättra de kliniska resultaten.

1. Aktivt lyssnande :
    - **Förstå innan du blir förstådd**: Ägna full uppmärksamhet åt patienten, utan avbrott. Detta gör att du kan förstå deras oro fullt ut.
    - **Reflektion**: Upprepa vad du har hört för att bekräfta din förståelse.
2. Icke-verbalt språk :
    - **Ögonkontakt**: Detta skapar förtroende och visar att du är engagerad i samtalet.
    - **Öppna gester**: Undvik att korsa armarna eller luta dig tillbaka. Anta en öppen hållning och luta dig mot patienten.
3. Ställ öppna frågor :
    - Uppmuntra patienten att berätta i detalj genom att ställa frågor som: "Kan du berätta mer om...?" istället för slutna frågor som kräver "ja"- eller "nej"-svar.
4. Bekräfta patientens känslor :
    - Bekräfta och bekräfta patientens känslor, till exempel: "Jag kan förstå varför du känner så här...".
5. Undvik medicinsk jargong :
    - Använd ett enkelt och tydligt språk för att förklara procedurer, diagnoser och behandlingar. Se till att patienten förstår varje steg.
6. Användning av "Teach-Back" :
    - När du har gett information, be patienten att upprepa för dig vad de har förstått. Detta är ett sätt att

säkerställa att informationen har tagits emot på rätt sätt.

7. Tillhandahålla skriftliga resurser:
   Ge patienten broschyrer eller informationsblad för att komplettera muntliga diskussioner.
8. Uppmuntra till frågor:
   Se till att patienten känner sig bekväm med att ställa frågor. Detta kan klargöra eventuella missförstånd och stärka förståelsen.
9. Upprättande av ett partnerskap :
   Se patienten som en partner i vårdbeslut och involvera dem aktivt i beslutsprocessen.
10. Visa empati :
    Att sätta sig in i patientens situation, bekräfta dennes känslor och visa förståelse kan avsevärt förbättra kvaliteten på kommunikationen.

Kommunikationstekniker är inte bara verktyg för att överföra information, de är grunden för relationen mellan läkare och patient. Inom maxillofacial kirurgi, där ingreppen kan ha en djupgående inverkan på identitet och självkänsla, är effektiv kommunikation av avgörande betydelse. Genom att investera tid och energi i kommunikationsträning kan personalen inte bara förbättra patientupplevelsen, utan även de kliniska resultaten.

Att hantera dåliga nyheter och ouppfyllda förväntningar

Inom maxillofacial kirurgi, liksom inom många andra medicinska områden, kan det finnas tillfällen då man ställs inför den känsliga uppgiften att kommunicera nedslående eller oväntade nyheter till en patient. Detta kan bero på komplikationer, oönskade resultat eller oväntade upptäckter. Att hantera dessa situationer med medkänsla, takt och tydlighet är avgörande för att upprätthålla förtroendet och underlätta patientens förståelse.

1. Förberedelse :

Förutse reaktioner: Försök att förutse patientens känslor och frågor så att du är beredd att svara.

Välj rätt miljö: Se till att ni har en lugn, privat plats att prata på, fri från distraktioner.

2. Användning av SPIKES-modellen :

Denna modell används ofta för att leverera dåliga nyheter inom det medicinska området:

S - Inställning: Se till att platsen är lämplig och att du inte kommer att bli avbruten.

P - Uppfattning (Perception): Fråga patienten vad de redan vet eller vad de uppfattar om situationen.

I - Inbjudan (Inbjudan) : Be om tillåtelse att dela nyheten, t.ex. "Vill du att jag ger dig mer information om resultaten?"

K - Kunskap: Ge tydlig information och undvik medicinsk jargong. Var direkt men empatisk.

E - Känslor (Känslor): Bekräfta och bekräfta patientens känslor. "Jag förstår att detta kan vara en besvikelse för dig."

S - Strategi: Föreslå en strategi eller handlingsplan för framtiden.

3. Var ärlig men empatisk:

Undvik att förminska eller överdriva situationen. Var saklig, men visa medkänsla och förståelse.

4. Ge tydlig information:

Se till att patienten förstår situationen. Det kan vara bra att ge skriftlig information eller ytterligare resurser.

5. Uppmuntra till frågor:

Låt patienten uttrycka sin oro och ställ frågor för att klargöra vad han eller hon förstår.

6. Att känna igen förväntningar som inte infriats :
   Prata öppet om de förhoppningar eller förväntningar som patienten hade från början och diskutera orsakerna till att dessa resultat inte uppnåddes.
7. Föreslå lösningar eller alternativ :
   Om möjligt, erbjud alternativ för framtiden, oavsett om det gäller andra interventioner, kompletterande behandlingar eller psykologiskt stöd.
8. Tillåtande av tid :
   Låt patienten bearbeta nyheten. Det kan vara bra att boka in en ny tid för att diskutera saken mer ingående eller för att besvara eventuella ytterligare frågor.

Att förmedla svåra nyheter kräver lyhördhet, tålamod och ärlighet. Personal inom maxillo-facial kirurgi, som står inför patienternas estetiska och funktionella förhoppningar, måste vara särskilt uppmärksamma på denna dimension av relationen mellan vårdgivare och patient. Genom att ha ett patientcentrerat förhållningssätt och använda effektiva kommunikationstekniker är det möjligt att hantera dessa känsliga situationer med värdighet och medkänsla.

Stöd till familjer och närstående i tider av stress

Inom maxillofacial kirurgi ligger fokus ofta på patienten, men bakom varje patient finns en familj eller nära och kära som också går igenom denna prövning. Alla typer av kirurgi skapar oundvikligen stress och oro, inte bara för patienten utan även för omgivningen. Dessa känslor kan förvärras av osäkerhet, rädsla för det okända och de estetiska och funktionella konsekvenserna av maxillofaciala ingrepp.

Som vårdpersonal är det viktigt att förstå den avgörande roll som familj och vänner spelar för en patients återhämtning och välbefinnande. De är ofta den viktigaste källan till stöd och erbjuder tröst, uppmuntran och praktisk hjälp. Att erkänna deras behov, oro och känslor är ett viktigt steg för att säkerställa en holistisk vård. Det innebär att erbjuda tydlig och aktuell information om ingreppet, återhämtningen och eventuella komplikationer, så att anhöriga kan känna sig informerade och delaktiga.

Men förutom att ge information är det lika viktigt att ge känslomässigt stöd. Kliniker och sjukhus kan överväga att organisera gruppsessioner för familjer, där man kan dela erfarenheter, ställa frågor och få ömsesidigt stöd. Anhöriga kan, precis som patienter, dra nytta av rådgivning eller terapi för att hjälpa dem att hantera den stress och ångest som är förknippad med operationen.

Det är också viktigt att uppmuntra öppen kommunikation. Bjud in familjerna att uttrycka sin oro, ställa frågor och dela med sig av sina känslor. När de känner sig hörda och förstådda är de bättre rustade att stödja sin närstående under den postoperativa perioden.

Nyckeln är samarbete. Genom att arbeta i partnerskap med anhöriga, aktivt involvera dem i vårdprocessen och erkänna deras viktiga roll, kan vi skapa en lugnande och läkande miljö för patienten.

Sammanfattningsvis är det patienten som står i centrum för vårdprocessen inom maxillofacial kirurgi, medan hans eller hennes närstående är dess grund. Genom att erbjuda stöd, information och förståelse till dessa personer hjälper vi inte bara patienten i hans eller hennes återhämtning, utan vi stärker också stödet runt patienten, vilket skapar en starkare och mer effektiv vårddynamik.

Kapitel 13

HANTERING AV NÖDSITUATIONER INOM MAXILLO-FACIAL KIRURGI

Protokoll för räddningsinsatser

Inom maxillofacial kirurgi kan akuta situationer uppstå plötsligt och kräva snabba, samordnade och exakta åtgärder för att säkerställa patientens säkerhet och välbefinnande. Dessa situationer kan vara allt från ansiktstrauma till postoperativ blödning och allvarliga infektioner. Det är därför mycket viktigt att ha väletablerade rutiner för akuta åtgärder.

1. Inledande bedömning och triage :
Vid ankomst till en akutmottagning är en snabb men grundlig bedömning avgörande. Patientens vitala funktioner, t.ex. andning, puls och blodtryck, måste kontrolleras omedelbart. På samma sätt är det viktigt att bedöma medvetande, andningsförmåga och hemodynamisk stabilitet.

2. Kontroll av luftvägarna :
Att skydda och upprätthålla luftvägarna är högsta prioritet. Maxillofacial trauma kan leda till obstruktion, och intubation eller till och med trakeostomi kan vara nödvändigt i en **nödsituation.**

3. Kontroll av blödning :
Ansiktsskador kan blöda kraftigt på grund av den rika vaskulariteten i området. Direkt kompression är det första steget, följt av en bedömning för att avgöra om kirurgi är nödvändigt för att stoppa blödningen.

4. Bedömning av lesioner :
När patientens situation har stabiliserats måste en fullständig bedömning av skadorna göras. Detta inkluderar en fysisk undersökning, röntgenstrålar och andra bildtekniker för att fastställa skadornas omfattning.

5. Behandling av frakturer :
Frakturer måste stabiliseras för att förhindra ytterligare skador och för att förbereda för en eventuell operation. Detta kan innebära användning av spjälor eller andra hjälpmedel.

6. Behandling av infektioner :

Allvarliga infektioner kräver snabbt ingripande, inklusive administrering av antibiotika. Om en infektionskälla identifieras, t.ex. en abscess, kan det krävas snitt och dränage.

7. Kommunikation och samordning :

Tydlig kommunikation mellan alla medlemmar i det medicinska teamet är avgörande. Kirurger, narkosläkare, sjuksköterskor och radiologer måste arbeta i harmoni för att säkerställa optimal vård.

8. Övervakning och förnyad bedömning :

Efter den inledande behandlingen måste patienten övervakas regelbundet och bedömas på nytt för att säkerställa att hans eller hennes tillstånd förblir stabilt och att andra komplikationer inte utvecklas.

Maxillofacial kirurgi kräver, på grund av dess komplexitet och vitala betydelse, oklanderliga förberedelser och snabb respons i händelse av en nödsituation. Akutprotokollen är utformade för att vägleda vårdpersonal genom de avgörande stegen för att rädda liv, bevara funktion och minimera långsiktiga följdsjukdomar. Dessa protokoll, i kombination med regelbunden utbildning och praktiska övningar, säkerställer att teamet alltid är redo att agera i alla nödsituationer.

Att arbeta tillsammans med räddningstjänsten

Samarbete mellan avdelningar, särskilt mellan avdelningar för maxillofacial kirurgi och akutmottagningar, är grundläggande för att säkerställa optimal patientvård. Trauman i ansiktet, oavsett om de är oavsiktliga eller patologiska, behandlas ofta först av akutmottagningar innan de hänvisas till specialister inom käkkirurgi. Att denna övergång, som bygger på ett nära samarbete, går smidigt är avgörande för patientens säkerhet och välbefinnande.

1. Gemensamma protokoll och korsutbildning :
Det är viktigt att team på akutmottagningar och käkkirurger har gemensamma rutiner för den initiala hanteringen av ansiktsskador. Detta kan omfatta korsutbildning där käkkirurger deltar i utbildningstillfällen på akutmottagningen och vice versa.

2. Effektiv kommunikation :
Ett snabbt utbyte av korrekt klinisk information är avgörande. Användningen av integrerade elektroniska journalsystem, direkta kommunikationskanaler och telemedicinska verktyg kan underlätta detta utbyte.

3. Överföringar och riktlinjer :
Tydligt fastställda rutiner för överföring av patienter mellan avdelningar kan påskynda hanteringen, minimera dubblering av tester och minska väntetiden för patienten.

4. Regelbundna tvärvetenskapliga möten :
Genom att anordna regelbundna möten mellan de två avdelningarna kan man diskutera ärenden, utbyta erfarenheter och ständigt förbättra förfarandena. Dessa möten bidrar också till en bättre ömsesidig förståelse av roller och ansvar.

5. Simuleringsscenarier och praktiska övningar :
Genom att genomföra simuleringar av akuta maxillofaciala situationer kan man förbereda teamen på att arbeta tillsammans på ett samordnat sätt i verkliga situationer. Simuleringarna kan omfatta scenarier som allvarligt ansiktstrauma, större blödningar eller luftvägsobstruktion.

6. Kontinuitet i vården :
Uppföljning efter operationen är avgörande. Räddningstjänsten måste hållas informerad om resultatet

av operationen och den postoperativa uppföljningen så att de har en överblick över patientens vård.

7. Utbildning av patienter och anhöriga :
De två avdelningarna bör samarbeta för att ge patienterna och deras familjer tydlig och konsekvent information om skadans art, de planerade ingreppen och den postoperativa vården.

Samarbete mellan avdelningar för maxillofacial kirurgi och akutmottagningar är en nödvändig allians för att säkerställa snabb, effektiv och högkvalitativ vård för patienterna. Denna synergi kräver öppen kommunikation, fortlöpande utbildning och en ömsesidig förståelse för de olika avdelningarnas roller och ansvarsområden. I slutändan är det patienten som gynnas mest av detta nära samarbete, genom samordnad och optimerad vård.

Psykologiskt stöd till patienter och personal efter en nödsituation

När det gäller ansiktstrauma och komplexa maxillofaciala kirurgiska ingrepp är den psykologiska påverkan ofta lika djupgående som de fysiska konsekvenserna. Ansiktsregionen spelar en central roll för personlig identitet, icke-verbal kommunikation och social interaktion. Trauma eller ingrepp i detta område kan få stora känslomässiga återverkningar, både för patienten och för det medicinska teamet. Psykologiskt stöd efter en nödsituation är därför avgörande för en fullständig återhämtning.

1. För patienter :
   Tidig identifiering: Alla patienter som genomgår maxillofacial kirurgi ska bedömas med avseende på psykologiska problem. På så sätt kan tidiga tecken på

ångest, depression eller andra störningar identifieras och lämpligt stöd ges.

Rådgivning: Rådgivning kan hjälpa patienter att förstå och bearbeta sina känslor. Regelbunden uppföljning med utbildad personal kan ta upp frågor som självuppfattning, fysiska problem och social återintegrering.

Stödgrupper: Att träffa andra som har gått igenom liknande saker kan ge värdefulla insikter och en känsla av kamratskap.

Utbildning: Att förstå skadans natur, läkningsprocessen och förväntningarna efter operationen kan minska oron.

2. För det medicinska teamet :

Debriefing efter en nödsituation: Efter en särskilt svår eller traumatisk insats är det viktigt att samla teamet för att diskutera upplevelsen. Detta är ett tillfälle att uttrycka känslor, klargöra händelser och få stöd från kollegor.

Utbildning i empatisk kommunikation: Att lära sig kommunicera med medkänsla och empati kan hjälpa det medicinska teamet att interagera bättre med traumatiserade patienter och deras familjer.

Tillgång till professionellt stöd: Psykologer eller socialarbetare bör finnas tillgängliga för teamet, antingen för enskilda sessioner eller stödgrupper.

Stresshantering: Avslappningstekniker, meditation och andra stresshanteringsmetoder kan vara till nytta för teamet, särskilt efter långa och komplexa operationer.

Psykologiskt stöd efter akuta ingrepp är en viktig del av vården inom maxillofacial kirurgi. Skador och missbildningar kan läka med tiden, men känslomässiga ärr kräver särskild vård och uppmärksamhet. Genom att ta hänsyn till patientens och teamets känslomässiga välbefinnande kan läkningsprocessen bli mer fullständig, snabbare och mer holistisk.

Kapitel 14

FÖREBYGGANDE OCH UTBILDNING FÖR PATIENTER

Förebyggande åtgärder och utbildning är hörnstenar i modern medicin. Inom maxillofacial kirurgi är de av yttersta vikt, inte bara för att undvika möjliga ingrepp, utan också för att förbereda och informera patienterna före och efter operationen. Tillsammans bidrar dessa två faktorer till en bättre övergripande hantering, minskade risker och förbättrade resultat.

När det gäller förebyggande åtgärder är det viktigt att göra patienterna medvetna om de risksituationer som kan leda till maxillofacialt trauma. Det kan handla om råd om trafiksäkerhet, som att använda säkerhetsbälte och hjälm på tvåhjuliga fordon, eller vikten av att undvika riskbeteenden, som att köra påverkad. Och när det gäller kontaktsporter kan användning av skyddsutrustning som munskydd förhindra många skador.

Utbildning sker under hela patientens medicinska karriär. Före en operation är det viktigt att informera patienten om ingreppets exakta karaktär, dess fördelar och risker samt den postoperativa vård som krävs. Rätt förståelse gör att patienten kan ta aktiv del i sin återhämtning och därmed minska risken för komplikationer.

Efter operationen fortsätter utbildningen att spela en viktig roll. Patienterna måste få fullständig information om vård i hemmet, hur man känner igen tecken på infektion eller andra komplikationer och vilka åtgärder som ska vidtas för att säkerställa optimal återhämtning. I utbildningen ingår också information om lämplig kost, smärtlindring och eventuella kompletterande behandlingar som kan bidra till återhämtningen.

När förebyggande åtgärder och utbildning integreras på rätt sätt i vårdkedjan bildar de en stark allians. De bidrar inte bara till att minimera antalet ingrepp, utan säkerställer också att varje ingrepp är så säkert och effektivt som möjligt. Patienterna är då bättre förberedda, mer självständiga och ofta mer nöjda med processen och de resultat som uppnåtts. Det är därför viktigt för alla som arbetar med maxillo-facial kirurgi att betrakta dessa två aspekter som en integrerad del av sitt uppdrag, för patienternas välbefinnande och optimala hälsa.

Förebyggande av ansiktstrauma

Ansiktet, platsen för vår identitet och våra uttryck, är också en anatomiskt komplex region som är särskilt känslig för skador. Ansiktstrauma kan vara förödande både funktionellt och estetiskt. Det är därför viktigt att införa förebyggande strategier för att minska förekomsten och allvarlighetsgraden av dessa skador.

1. Öka medvetenheten om trafiksäkerhet :
En stor andel av ansiktsskadorna orsakas av trafikolyckor. Det är mycket viktigt att främja användningen av säkerhetsbälte och hjälm för cyklister och motorcyklister. Det är också viktigt att inskärpa vikten av att inte köra under påverkan av alkohol, droger eller när man är trött.

2. Sport och fritidsaktiviteter :
Kontaktsporter som rugby, hockey eller boxning innebär en ökad risk för ansiktsskador. Användning av munskydd, hjälmar med ansiktsskyddsgaller och annan specifik utrustning kan förhindra en stor del av dessa skador. Tränare och idrottsinstitutioner är ansvariga för att uppmuntra och genomföra dessa säkerhetsåtgärder.

3. Arbetsmiljö :
I vissa yrken, t.ex. inom byggbranschen eller industrin, är risken för ansiktsskador högre. Att bära skyddsglasögon, hjälm och mask kan minska dessa risker avsevärt. Regelbunden utbildning om säkerhet och förebyggande åtgärder på arbetsplatsen är mycket viktigt.

4. Förebyggande åtgärder i hemmet :
Många olyckor inträffar i hemmet. Oavsett om det handlar

om fall, olyckor med verktyg eller incidenter i köket, kan många skador förebyggas genom att vara medveten om farorna i hemmet och vidta enkla försiktighetsåtgärder.

5. Medvetenhet i samhället :
Utbildning och medvetandehöjande åtgärder spelar en viktig roll i det förebyggande arbetet. Lokala kampanjer, workshops och skolprogram som är inriktade på förebyggande av trauman kan ha en betydande inverkan.

6. Forskning och innovation:
Pågående säkerhetsforskning, t.ex. utveckling av hjälmar med bättre prestanda eller säkrare fordon, bidrar också till att minska ansiktsskadorna.

Att förebygga ansiktstrauma är inte bara en fråga om sunt förnuft eller individuell försiktighet. Det kräver en flerdimensionell strategi som omfattar utbildning, medvetenhet, forskning och tillämpning av strikta säkerhetsbestämmelser. Genom att arbeta tillsammans kan vi avsevärt minska skadorna och deras konsekvenser och bevara allas hälsa och livskvalitet.

Utbildning i postoperativ vård

När en patient genomgår maxillofacial kirurgi är den postoperativa fasen lika avgörande som själva operationen för att säkerställa optimal återhämtning. Att informera patienten och, i förekommande fall, hans eller hennes närmaste anhöriga är avgörande för att säkerställa att lämplig postoperativ vård följs och att risken för komplikationer minimeras.

1. Smärtlindring :
Ett av de största problemen efter operationen är smärta. Det är viktigt att informera patienten om de smärtstillande medel som ordinerats, deras dosering, eventuella

biverkningar och hur länge de ska tas. Det är också viktigt att rapportera eventuell överdriven eller långvarig smärta.

2. Skötsel av såret :
Det opererade området kräver särskild vård för att förhindra infektion och främja läkning. Tydliga instruktioner om hur såret ska rengöras, hur ofta det ska läggas om och vilka tecken på infektion man ska vara uppmärksam på (rodnad, värme, varig vätska) är mycket viktiga.

3. Kost och munhygien :
Beroende på operationens art kan kostrestriktioner vara nödvändiga. Rekommendationer om typ av mat, dess konsistens (flytande, mjuk) samt råd om postoperativ munhygien, såsom användning av antiseptiska munvatten eller lämplig borstningsteknik, kan ges.

4. Fysisk aktivitet och vila :
Den lämpliga nivån av postoperativ aktivitet bör vara tydligt definierad för att undvika belastning eller tryck på det opererade området. Riktlinjer för hur länge man ska vila, vilka aktiviteter man ska undvika och när man ska återuppta träning eller återgå till arbetet är avgörande.

5. Medicinsk uppföljning och kontroller :
Patienterna måste informeras om alla nödvändiga postoperativa besök, undersökningar eller rehabiliteringar för att säkerställa att återhämtningen går som planerat.

6. Varningstecken :
Det är mycket viktigt att göra patienterna uppmärksamma på tecken som tyder på möjliga komplikationer, t.ex. kraftig blödning, plötslig svullnad, intensiv smärta, domningar eller andningssvårigheter.

7. Psykologiska aspekter :
Maxillofacial kirurgi kan ha estetiska konsekvenser, och det är viktigt att ta upp frågan om självuppfattning efter operationen, uppmuntra patienten att diskutera sina känslor och, om nödvändigt, överväga psykologiskt stöd.

Postoperativ utbildning är en viktig del av den kirurgiska behandlingen. Tydlig kommunikation, lämpliga utbildningsresurser och regelbunden uppföljning säkerställer att patienterna är väl rustade för den postoperativa perioden och att de får bästa möjliga resultat för sin hälsa och sitt välbefinnande.

Öka medvetenheten om de risker som är förknippade med tobak, alkohol och andra faktorer

Maxillofacial kirurgi är en specialitet som fokuserar på ett särskilt känsligt område av människokroppen: ansiktet och munnen. Yttre faktorer som rökning, överdriven alkoholkonsumtion och andra ämnen kan ha en direkt inverkan på mun- och ansiktshälsan, liksom på hur väl kirurgiska ingrepp lyckas.

1. Tobak: ett tyst hot
Rökning är en av den orala hälsans största fiender. Det är inte bara en viktig orsak till cancer i munnen, utan hindrar också kroppens förmåga att läka efter en operation.

- **Effekter på munhälsan**: Förutom cancer är rökning kopplat till parodontit, missfärgade tänder och dålig andedräkt.
- **Postoperativa risker**: Rökare har en ökad risk för komplikationer efter operationen, t.ex. infektioner, ärrbildningsproblem och mindre estetiskt tilltalande resultat.

2. Alkohol: inte bara en leverfråga
Överdriven alkoholkonsumtion skadar inte bara levern, det kan också få katastrofala följder för mun- och käkhålans hälsa.

- **Effekter på munhälsan**: Alkohol torkar ut munnen och gynnar bakterietillväxt. Det är också en riskfaktor för munhålecancer, särskilt i kombination med rökning.

Kirurgiska konsekvenser: Alkoholkonsumtion kan öka blödningen under och efter operationen. Det kan också interagera med förskrivna läkemedel och påverka läkningen.

3. Andra faktorer att ta hänsyn till

Förutom tobak och alkohol kan även andra ämnen och beteenden skada den maxillofaciala hälsan. Läkemedel, dålig kost och försummad munhygien kan förvärra redan existerande tillstånd eller skapa nya.

4. Förebyggande som den första försvarslinjen

Det är viktigt att informera patienterna om farorna med tobak, alkohol och andra riskfaktorer. Genom att belysa riskerna, erbjuda resurser för att sluta röka eller minska alkoholkonsumtionen och uppmuntra till en hälsosam livsstil spelar sjuksköterskor en avgörande roll för att förebygga maxillofaciala hälsoproblem.

Maxillo-facial kirurgi slutar inte i operationssalen. Förebyggande åtgärder, utbildning och medvetenhet om modifierbara risker är en viktig del av den övergripande patientvården. Genom att anta ett proaktivt förhållningssätt är det möjligt att minska antalet fall som kräver ingrepp och avsevärt förbättra patienternas livskvalitet.

Kapitel 15

INFEKTIONER OCH KOMPLIKATIONER POSTOPERATIV

Känna igen tidiga tecken på infektion

Människokroppen har en otrolig förmåga att läka sig själv, men under vissa omständigheter kan en skada, operation eller sjukdom leda till infektion. Inom maxillofacial kirurgi, liksom inom andra medicinska specialiteter, är snabb hantering av infektioner avgörande för att förhindra allvarligare komplikationer. För att göra detta är det viktigt att känna igen de tidiga tecknen på infektion.

1. Rodnad och lokal värme
Ett av de första tecknen på infektion är rodnad i huden runt det drabbade området. Detta är ofta förknippat med en känsla av värme vid beröring. Dessa symtom beror på ett ökat blodflöde till det infekterade området, kroppens naturliga försvarsmekanism.

2. Svullnad eller ödem
Svullnad är ofta ett tecken på en ansamling av vätska, immunceller och bakterier i det drabbade området. Vid maxillofacial kirurgi kan detta ses runt munnen, halsen eller ansiktet.

3. Smärta eller ökad känslighet
Smärta är kroppens reaktion på ett angrepp. Ett infekterat område är ofta smärtsamt vid beröring eller spontant. Smärtan kan öka progressivt i takt med att infektionen utvecklas.

4. Pus eller flytningar
Förekomst av var är ett tydligt tecken på infektion. Det är en tjock vätska, ofta vit, gul eller grön till färgen, som innehåller immunceller, döda bakterier och levande eller död vävnad.

5. Feber och frossa
Feber är kroppens svar på en infektion. Den hjälper kroppen att bekämpa bakterier eller virus genom att skapa en miljö som är mindre gynnsam för deras förökning. Frossa är ofta ett tecken på en snabb ökning av kroppstemperaturen.

6. Trötthet eller allmän sjukdomskänsla

När kroppen bekämpar en infektion är det vanligt att man känner sig trött eller allmänt illamående.

7. Dålig andedräkt eller obehaglig smak i munnen

I händelse av en oral infektion kan förökningen av bakterier leda till dålig andedräkt eller en obehaglig smak.

Att känna igen de tidiga tecknen på infektion är avgörande för snabb och effektiv behandling. Inom maxillofacial kirurgi, där ansiktet och munnen står på spel, är detta särskilt viktigt. Det är därför mycket viktigt att patienter, sjuksköterskor och läkare är uppmärksamma på dessa symtom, tar dem på allvar och behandlar dem snabbt för att undvika komplikationer.

Protokoll för hantering av infektioner

Maxillofacial kirurgi, som fokuserar på de viktiga strukturerna i ansiktet och munnen, kräver särskild uppmärksamhet på förebyggande och hantering av infektioner. En infektion i detta område kan snabbt bli allvarlig på grund av närheten till luftvägarna, nerverna och de stora blodkärlen. Här följer en översikt över de protokoll för infektionshantering som är specifika för denna specialitet.

1. Preoperativ prevention

Antibiotikaprofylax: Administrering av antibiotika före operation för att minska risken för postoperativ infektion, särskilt vid större ingrepp eller hos patienter med nedsatt immunförsvar.

Förberedelse av huden: noggrann rengöring och antiseptisk behandling av operationsområdet med lämpliga antiseptiska medel.

2. Tidig identifiering

- **Regelbunden övervakning**: Daglig undersökning för att upptäcka tecken på infektion som rodnad, värme, svullnad, smärta eller varutsöndring.
- **Laboratorietester**: Förskrivning av blodprov för att upptäcka en ökning av vita blodkroppar eller andra tecken på infektion.

3. Aktiv förvaltning

- **Odling och antibiotikakänslighetstest**: Provtagning av flytningar eller pus för att identifiera patogenen och bestämma det lämpligaste antibiotikumet.
- **Riktad antibiotikabehandling**: Initiering eller justering av antibiotika i enlighet med resultaten av antibiogrammet för att säkerställa effektiv verkan mot bakterierna i fråga.
- **Kirurgiskt dränage**: I vissa fall är det nödvändigt att evakuera pus eller infekterad vätska för att minska bakteriebelastningen och förbättra antibiotikans effektivitet.

4. Lokal vård

- **Regelbunden rengöring**: Använd milda rengöringsmedel för att hålla området rent.
- **Antimikrobiella förband**: Användning av förband impregnerade med antimikrobiella medel för att minska bakteriell proliferation.
- **Skydd**: Se till att det infekterade området är väl skyddat för att förhindra ytterligare kontaminering.

5. Postoperativ uppföljning

- **Patientutbildning**: Informera patienten om tecken på infektion och vikten av regelbunden postoperativ övervakning.
- **Uppföljningsbesök**: Undersök patienten regelbundet för att säkerställa att infektionen har försvunnit och för att upptäcka eventuella tecken på komplikationer.

6. Ny bedömning

Om infektionen kvarstår eller förvärras trots all behandling är det nödvändigt med en fullständig ny bedömning. Detta kan innebära ytterligare kirurgi, byte av antibiotika eller ytterligare undersökningar för att identifiera en eventuell bakomliggande orsak.

Infektionshantering inom maxillofacial kirurgi är avgörande för att garantera patientsäkerhet och välbefinnande. Kombinationen av rigoröst förebyggande, tidig identifiering och aktiv infektionshantering, förstärkt av patientutbildning och noggrann postoperativ uppföljning, är nyckeln till att minimera riskerna och säkerställa bästa möjliga resultat.

Särskilda komplikationer maxillo-facial kirurgi

Maxillofacial kirurgi, som fokuserar på ansikte, käke och mun, innebär särskilda utmaningar och är föremål för specifika komplikationer. Här tar vi en titt på dessa komplikationer, som är viktiga för alla som arbetar inom detta område att känna till.

1. Blödning och hematom
   Ursprung: Ansiktet och halsen är fulla av blodkärl, vissa av dem av stor betydelse. Skador på dessa kärl kan leda till betydande blödningar.
   Behandling: Lokal kompression, kirurgisk revision för ligering och ibland blodtransfusion.
2. Infektion
   Ursprung: Trots aseptiska rutiner kvarstår risken för infektion, särskilt på grund av närheten till munhålan, som är naturligt koloniserad av bakterier.
   Behandling: Antibiotikabehandling, kirurgiskt dränage och lokal vård.
3. Vävnadsnekros
   Ursprung: Dålig postoperativ vaskularisering kan äventyra vävnadens överlevnad.

Hantering: Återingripande, lokal skötsel och i vissa fall användning av återuppbyggnadsförfaranden.

4. Nervskada

Ursprung: Ansiktsnerverna, särskilt ansiktsnerven, kan skadas under operationer, vilket kan leda till förlamning eller parestesi.

Behandling: Observation, sjukgymnastik och ibland rekonstruktiv kirurgi.

5. Estetiska problem och asymmetrier

Ursprung: Trots alla försiktighetsåtgärder kan en operation leda till fula ärr eller asymmetrier.

Behandling: Kirurgiska ingrepp, laserbehandlingar, fyllningsterapi och psykologiskt stöd.

6. Okulära komplikationer

Ursprung: Kirurgi nära orbitan kan leda till komplikationer som ektropion, entropion eller till och med direkta ögonskador.

Hantering: Medicinsk behandling, skyddsglasögon, ögonkirurgi.

7. Andningssvårigheter

Ursprung: Operationer på käken eller nära luftvägarna kan leda till ödem eller obstruktion.

Behandling: Övervakning på intensivvårdsavdelning, intubering eller trakeostomi i nödsituationer.

8. Malocklusion

Ursprung: Tandjusteringsproblem kan uppstå efter käkkirurgi.

Ledning: Ortodonti, tandjusteringar eller korrigerande kirurgi.

9. Orosinus- eller oroantral fistel

Ursprung: Detta är onormala kommunikationer mellan munnen och bihålorna eller näshålan.

Behandling: Kirurgisk förslutning, antibiotika och lämplig tandvård.

Varje maxillofacial kirurgi är unik och risken för komplikationer varierar beroende på ingreppet, patienten och omständigheterna. Djupgående kunskap om potentiella komplikationer, i kombination med oklanderlig kirurgisk teknik, rigorösa förberedelser och noggrann postoperativ övervakning, är avgörande för att optimera resultat och patientsäkerhet.

Kapitel 16

UTMANINGARNA MED REHABILITERING OCH FYSIOTERAPI

Bedömning och genomförande rehabiliteringsplaner

Konsten att utföra maxillofacial kirurgi slutar inte i operationssalen. Rehabilitering, det avgörande skedet efter alla kirurgiska ingrepp, kräver noggrann bedömning och genomförande av skräddarsydda planer för att säkerställa optimal läkning och en gradvis återgång till normalitet för patienten.

1. Inledande postoperativ bedömning

   Klinisk undersökning: En noggrann bedömning av operationsområdet är nödvändig för att upptäcka eventuella tidiga tecken på komplikationer.

   Smärtbedömning: Smärtbehandling är en grundläggande aspekt av konvalescensen. Regelbunden bedömning med hjälp av smärtskalor gör det möjligt att justera den analgetiska behandlingen.

   Funktionsbedömning: Bedömning av tugg-, ljud- och andningsfunktioner är avgörande för att förstå patientens omedelbara rehabiliteringsbehov.

2. Upprättande av en rehabiliteringsplan

   Funktionell rehabilitering: Att involvera patienten i riktade övningar för att återställa funktionen, oavsett om det gäller mandibulära rörelser, tal eller andra orofaciala funktioner.

   Sårvård: Råd om rengöring, förband och övervakning av sår kan hjälpa till att förebygga komplikationer och främja snabb läkning.

   Anpassad kost: Erbjud en anpassad kost, ofta mjuk eller flytande, som utvecklas i takt med att tillfrisknandet fortskrider.

3. Övervakning och förnyade bedömningar

   Regelbundna konsultationer: Postoperativa besök används för att bedöma hur återhämtningen fortskrider, upptäcka eventuella komplikationer och justera rehabiliteringsplanen.

Leta efter sena komplikationer: Problem som ledankylos, tuggproblem eller estetiska problem kan uppstå veckor eller till och med månader efter operationen.

4. Psykologiskt stöd

Känslomässiga konsekvenser: Maxillo-facial kirurgi kan ha en betydande inverkan på kroppsuppfattningen. Det är viktigt att erbjuda psykologiskt stöd för att hjälpa patienterna att acceptera och anpassa sig till dessa förändringar.

Stödgrupper: Att hänvisa patienter till stödgrupper eller samhällsresurser kan ge dem perspektiv och strategier för att hantera situationen.

5. Tvärvetenskapligt samarbete

Teamarbete: Logopeder, fysioterapeuter, dietister, psykologer och andra yrkesgrupper kan spela en viktig roll i rehabiliteringsplanen.

Att dela information: Genom att säkerställa en smidig kommunikation mellan alla som är involverade i vården av en patient kan en holistisk vård tillhandahållas.

Rehabilitering efter maxillofacial kirurgi är en väg kantad av hinder och utmaningar. Men med en grundlig bedömning, en skräddarsydd vårdplan, ett engagerat team och patientstöd kan resultaten inte bara bli funktionella utan också livsförändrande och återställa patienternas förtroende för sig själva och sin framtid.

Specialiserade fysioterapitekniker

Maxillofacial kirurgi, som fokuserar på strukturen och funktionen i ansiktet, käken och nacken, kan leda till att patienterna efter operationen drabbas av funktionsbegränsningar, smärta eller kosmetiska problem. Fysioterapi spelar en viktig roll i den postoperativa rehabiliteringen och syftar till att återställa funktionen, minska smärtan och optimera det estetiska utseendet.

1. Manuell terapi

Ledmobilisering: Dessa tekniker syftar till att återställa normal rörlighet i temporomandibular- och cervikallederna.

Myofascial massage: Genom att fokusera på att lösa upp spänningar och sammanväxningar i fascian kan denna teknik förbättra vävnadens rörlighet och minska smärta.

2. Terapeutiska övningar

Rehabilitering av tuggmuskulaturen: Specifika övningar för att stärka och förbättra koordinationen av tuggmuskulaturen.

Sväljrehabilitering: För patienter med postoperativa sväljsvårigheter.

Hållnings- och cervixstärkande övningar: Uppmuntrar till optimal hållning för att minska onödiga spänningar i det opererade området.

3. Neuromuskulära tekniker

Elektroterapi: Användning av elektriska strömmar för att stimulera muskelkontraktion, minska smärta och främja läkning.

Biofeedback: En teknik där patienter får realtidsinformation om sin muskelfunktion, vilket hjälper dem att förbättra sin kontroll.

4. Manuell lymfdränering

Minska ödem: Med mjuka, rytmiska rörelser uppmuntrar terapeuten överflödig vätska att rinna ut från det opererade området, vilket minskar svullnaden.

5. Termiska tekniker

Kryoterapi: Applicering av is kan bidra till att minska inflammation och postoperativ smärta.

Termoterapi: Värme kan få spända muskler att slappna av och förbättra blodcirkulationen i det opererade området.

6. Utbildning av patienter

Strategier för egenvård: Utbildning av patienter om tekniker som de kan använda hemma för att hantera sin smärta, rörlighet eller andra symtom.

Förebyggande rådgivning: Råd om hållning, sömnvanor och stretchingtekniker för att undvika eventuella återfall eller komplikationer.

Specialiserad fysioterapi för patienter som har genomgått maxillofacial kirurgi är ett dynamiskt samarbete mellan terapeut och patient. Genom att kombinera kliniskt beprövade tekniker med individanpassad utbildning får patienterna de verktyg och färdigheter de behöver för att återhämta sig helt och återgå till ett normalt liv.

Arbeta med talterapeuter och andra terapeuter

I den stora medicinska världen intar maxillofacial kirurgi en särställning, eftersom den berör både estetik och ansiktets grundläggande funktion. Komplexiteten i denna specialitet kräver ett sömlöst samarbete mellan olika professioner. Logopeder, som är specialiserade på tal- och sväljningsstörningar, är bland de viktigaste aktörerna i detta multidisciplinära team.

En patient som har genomgått maxillofacial kirurgi kan få efterverkningar som påverkar hans eller hennes förmåga att tala eller svälja. Logopedens insatser är därför mycket viktiga. Med hjälp av specifika tekniker arbetar logopeden för att återställa och optimera dessa viktiga funktioner, vilket har en direkt inverkan på patientens livskvalitet. Det är inte ovanligt att patienter upplever obehag, en förändring i rösten eller svårigheter att artikulera efter en operation. Tack vare logopedens expertis kan ett personligt program tas fram som syftar till att återställa flytande tal och enkel sväljning.

Men samarbetet stannar inte där. Postoperativ vård inom maxillofacial kirurgi involverar ofta en mängd olika vårdgivare. Fysioterapeuter spelar till exempel en avgörande roll i den funktionella rehabiliteringen och arbetar med rörlighet i nacke och käkar, medan dietister ser till att patientens kost är anpassad till hans eller hennes tugg- och sväljförmåga. Psykologer kan också vara inblandade och erbjuda känslomässigt stöd inför de utmaningar och förändringar som patienten kan ställas inför.

Denna synergi mellan vårdpersonal garanterar en heltäckande patientvård, där varje detalj och varje möjlig komplikation förutses och hanteras. Sjuksköterskans roll i detta samarbete är central. Som grundbulten i vårdsamordningen har de direktkontakt med var och en av dessa specialister, vilket säkerställer en smidig och effektiv kommunikation som är avgörande för att vårdkedjan ska bli framgångsrik.

Maxillofacial kirurgi är långt ifrån ett isolerat ingrepp, utan en del av ett holistiskt tillvägagångssätt, där varje yrkesgrupp - från talterapeut till fysioterapeut, från nutritionist till psykolog - bidrar med sin egen insats och arbetar hand i hand för att erbjuda patienterna bästa möjliga livskvalitet.

Kapitel 17

SMÄRTLINDRING

Bedömning av smärta

Smärta är en obehaglig sensorisk och känslomässig upplevelse som förknippas med faktisk eller potentiell vävnadsskada. Vid maxillofacial kirurgi är en korrekt bedömning av smärta grundläggande, inte bara för att säkerställa patientens komfort, utan också för att förhindra eventuella postoperativa komplikationer. Bedömningen måste vara multidimensionell och ta hänsyn till smärtans intensitet, lokalisering, art och varaktighet, samt dess inverkan på patientens livskvalitet.

Smärtintensiteten mäts ofta med hjälp av verbala, numeriska eller visuella skalor, vilket ger patienterna möjlighet att kvantifiera hur de känner sig. Ett enkelt "Från 0 till 10, hur skulle du bedöma din smärta?" kan ge värdefull information till det medicinska teamet. Dessa skalor har dock sina begränsningar, särskilt när det gäller barn, äldre eller personer med kommunikationssvårigheter.

Smärtans lokalisering gör det möjligt att fastställa problemets ursprung. Vid maxillofacial kirurgi kan smärtan ha sitt ursprung i käken, tänderna, tandköttet, ansiktet eller omgivande mjukvävnad. Exakt kartläggning av smärtan underlättar diagnos och lämplig behandling.

Smärtans karaktär, om den är huggande, bultande, dov eller akut, kan tyda på olika etiologier. Postoperativ smärta är ofta akut och avtar med tiden, medan kronisk smärta kan vara tecken på en komplikation eller underliggande patologi.

Bedömningen måste också ta hänsyn till smärtans inverkan på patientens dagliga liv: störd sömn, svårigheter att äta eller tala, förändrad sinnesstämning etc. Även om dessa faktorer är subjektiva är de avgörande för att anpassa behandlingen och ge en heltäckande vård.

Slutligen är det viktigt att regelbundet bedöma smärtan, särskilt efter operationen. Utvecklingen av smärtan, dess intensifiering eller dämpning, kan ge indikationer på läkningsprocessen eller uppkomsten av komplikationer.

Sjuksköterskan spelar här en central roll och är ofta patientens första kontaktpunkt. Genom att vara nära till hands och tillgängliga kan de samla in exakt information, lugna patienten och justera den analgetiska behandlingen om det behövs. I nära samarbete med det medicinska teamet spelar sjuksköterskor en aktiv roll i smärtbedömning och smärtbehandling, vilket säkerställer att patienter med maxillofacial kirurgi får optimal vård.

Särskilda analgetiska protokoll

Smärtlindring är avgörande vid maxillofacial kirurgi, inte bara för att säkerställa patientens komfort utan också för att främja snabb och effektiv återhämtning. Smärtlindringsprotokoll som är specifika för denna specialitet tar hänsyn till operationens art och omfattning samt patientens individuella behov.

Initial smärtbedömning :
Innan något smärtstillande medel administreras är en fullständig smärtbedömning nödvändig. Detta gör det möjligt att fastställa smärtans intensitet, lokalisering och karaktär. Bedömningsskalor, såsom den visuella analoga skalan (VAS), är ovärderliga verktyg i detta avseende.
Multimodal analgesi :
Den multimodala metoden innebär att man kombinerar olika smärtstillande läkemedel för att optimera smärtlindringen och samtidigt minimera biverkningarna. Till exempel kan ett icke-

steroidalt antiinflammatoriskt läkemedel (NSAID) kombineras med paracetamol, eller till och med opioider vid mer intensiv smärta.

Nervblockader :

Vid vissa operationer kan en nervblockad användas för att bedöva ett specifikt område i ansiktet. Detta minskar inte bara den postoperativa smärtan utan minskar också behovet av andra smärtstillande medel.

Opioider :

Vid svår smärta kan opioider som morfin, fentanyl eller oxikodon förskrivas. På grund av deras beroendeframkallande potential och biverkningar (illamående, förstoppning, sömnighet etc.) måste deras användning dock övervakas noggrant.

Beaktande av läkemedelsinteraktioner :

Vissa patienter kan ta läkemedel för andra tillstånd. Det är därför viktigt att bedöma eventuella interaktioner mellan analgetika och dessa läkemedel.

Hantering av biverkningar :

Administrering av analgetika kan leda till biverkningar. Regelbunden övervakning gör att dessa kan upptäckas tidigt och behandlingen anpassas därefter.

Regelbunden omprövning :

Smärtan måste bedömas regelbundet och det analgetiska protokollet anpassas efter smärtans utveckling och patientens behov.

Patientutbildning :

Det är viktigt att informera patienterna om smärtlindring i hemmet, inklusive vikten av att följa de föreskrivna doserna och rapportera eventuella biverkningar.

Sjuksköterskor inom maxillo-facial kirurgi spelar en viktig roll när det gäller att implementera och övervaka analgetikaprotokoll. Genom att lyssna på patienterna och tillämpa sin expertis säkerställer de deras välbefinnande och garanterar optimal, personlig smärtlindring.

Icke-medicinska tekniker smärtlindring

Smärta är ett komplext fenomen som kan påverkas av fysiologiska, psykologiska och sociala faktorer. Inom maxillofacial kirurgi är läkemedel visserligen förstahandsvalet vid behandling av postoperativ smärta, men det blir allt vanligare att komplettera denna läkemedelsbaserade metod med icke-läkemedelsbaserade tekniker. Dessa tekniker har fördelen att de minskar behovet av analgetika, minimerar biverkningarna och erbjuder patienterna heltäckande smärtbehandling.

Manuella terapier :
> **Massage**: Denna teknik hjälper till att slappna av musklerna, förbättra blodcirkulationen och uppmuntra utsöndringen av endorfiner, kroppens naturliga smärtstillande medel.
> **Fysioterapi**: Specifika rörelser och mobiliseringsövningar kan hjälpa till att lindra smärta och förebygga postoperativ stelhet.

Kognitiva beteendeterapier :
> **Avslappning och djupandning**: Dessa tekniker hjälper till att minska stress, ångest och muskelspänningar, som alla kan förstärka smärtupplevelsen.
> **Medicinsk hypnos**: Detta förändrar uppfattningen av smärta och gör det lättare att slappna av.

Distraktionstekniker :
> **Musikterapi**: Att lyssna på musik eller delta i musikterapisessioner kan minska smärta och ångest.

Virtuell verklighet: Att vistas i en virtuell miljö kan distrahera patienter från deras smärta.

Transkutan elektrisk stimulering (TENS) :
Denna teknik använder elektriska impulser för att stimulera nerverna och blockera överföringen av smärta.

Termoterapi och kryoterapi :
Värme kan få musklerna att slappna av och förbättra blodcirkulationen, vilket bidrar till att lindra smärta.
Att applicera kyla kan minska inflammationen och bedöva det smärtsamma området.

Akupunktur och akupressur :
Dessa traditionella kinesiska tekniker kan hjälpa till att lindra smärta genom att stimulera specifika punkter på kroppen.

Biofeedback :
Med denna teknik lär sig patienterna att kontrollera vissa fysiologiska funktioner (t.ex. hjärtfrekvens) för att bättre kunna hantera sin smärta.

Aromaterapi :
Användning av specifika eteriska oljor kan bidra till att minska smärta och ångest.

Genom att införliva dessa icke-medicinska tekniker i sina vårdprotokoll kan sjuksköterskor inom maxillo-facial kirurgi erbjuda patienterna holistisk smärtlindring. Det är dock viktigt att skräddarsy denna behandling efter patientens behov och preferenser, och att regelbundet bedöma dess effektivitet.

Kapitel 18

PEDIATRISK MAXILLO-FACIAL KIRURGI

Anatomiska skillnader och fysiologi hos barn

Behandlingen av barn inom maxillofacial kirurgi innebär särskilda utmaningar på grund av de anatomiska och fysiologiska skillnader som skiljer dem från vuxna. En grundlig förståelse av dessa variationer är avgörande för att kunna ge lämplig och säker vård till de yngsta patienterna.

- Skalle och ansikte :
  - **Fontaneller**: Spädbarn föds med mjuka områden på skallen, så kallade fontaneller, som gradvis sluter sig när de växer.
  - **Proportioner** : Ett barns huvud är proportionellt större än en vuxens i förhållande till resten av kroppen.
  - **Bihålor**: De främre bihålorna börjar utvecklas först efter två års ålder och är inte helt färdigutvecklade förrän i tonåren.
- Tänder :
  - Barn har en första uppsättning tänder, mjölktänderna, som gradvis faller ut för att göra plats för det permanenta bettet.
  - Tandframbrott kan variera avsevärt från ett barn till ett annat.
- Andningsvägar :
  - **Storlek**: Barns luftvägar är smalare, vilket gör dem mer känsliga för obstruktioner.
  - **Epiglottis**: Större och mindre flexibel hos barn, vilket ökar risken för obstruktion.
  - **Tunga**: Proportionellt större än munnen.
- Cirkulationssystemet :
  - **Hjärtfrekvens**: Barn har en högre hjärtfrekvens och en högre basal metabolism.

Blodvolym: Även minimal blodförlust under en operation kan få allvarligare konsekvenser för ett barn på grund av dess låga totala blodvolym.

Ben och mjukvävnad :

Bentillväxt: Tillväxtplattor (epifyser) är områden med aktiv broskvävnad där bentillväxt sker och som är känsliga för skador.

Vävnadselasticitet: Barns hud och vävnad är mer elastisk, vilket kan påverka sutureringstekniken.

Fysiologisk reaktion :

Barn kan ha olika fysiologiska reaktioner på läkemedel, vilket gör att doserna måste justeras.

Deras förmåga att reglera temperaturen är mindre utvecklad, vilket gör dem mer sårbara för temperaturvariationer.

Kognitiv och emotionell utveckling :

Barn förstår inte alltid vad som händer med dem, vilket kan leda till ångest.

De kan ha svårt att uttrycka sin smärta eller sitt obehag.

Dessa skillnader, bland andra, kräver specialiserad utbildning för personal som arbetar med pediatrisk maxillofacial kirurgi. Vården måste anpassas inte bara till barnets anatomiska och fysiologiska behov, utan också till hans eller hennes psykologiska och känslomässiga behov.

Särskilda utmaningar pediatrisk vård

Maxillofacial kirurgi hos barn är ett känsligt område som kräver särskild expertis. Förutom anatomiska och fysiologiska skillnader finns det många andra utmaningar som är unika för pediatrisk vård inom detta område.

Begränsad förståelse :

Barn kanske inte förstår behovet av kirurgi, vilket gör de preoperativa förberedelserna svårare. Att förklara på ett sätt som är anpassat till deras ålder och förståelsenivå är avgörande.

Hantera ångest :

Operationssalen kan vara en skrämmande miljö för ett barn. Rädsla för det okända, separation från föräldrarna och exponering för kirurgiska instrument kan orsaka stor ångest.

Farmakologiska överväganden :

Barn reagerar annorlunda på läkemedel än vuxna. Dosering, administrering och övervakning av biverkningar kräver särskild uppmärksamhet.

Kommunikation :

Barn, beroende på ålder, kanske inte kan uttrycka sin smärta eller sitt obehag tydligt, vilket kräver lämpliga bedömningsmetoder.

Informerat samtycke :

Även om äldre barn kan bidra till beslutsfattandet är det vanligtvis föräldrarna eller vårdnadshavarna som ger sitt samtycke. Detta kan ibland leda till komplexa situationer där barnets önskemål skiljer sig från föräldrarnas.

Långsiktiga konsekvenser :

Kirurgi kan få konsekvenser för ett barns framtida tillväxt och utveckling. Det är viktigt att ta hänsyn till dessa konsekvenser när man planerar en operation.

Psykosociala aspekter :

Ärr eller förändringar i utseendet kan få psykosociala konsekvenser för barnet, särskilt när det gäller självkänsla och social integration.

Familj och vänner :
Föräldrar eller släktingar är djupt involverade i barnets vård och återhämtning. Deras stöd, förståelse och samarbete är avgörande, men de kan också behöva känslomässigt stöd.

Tvärvetenskaplig samordning :
Behandling av barn inom maxillofacial kirurgi kräver ofta samarbete med andra specialiteter som pediatrik, ortodonti, logopedi och psykologi, bland andra.

Etiska aspekter :
Etiska dilemman kan uppstå, till exempel när det gäller kosmetiska ingrepp på barn eller större ingrepp med betydande risker.

Pediatrisk maxillofacial kirurgi kräver större expertis, känslighet och anpassningsförmåga. Vårdgivarna får inte bara fokusera på de tekniska aspekterna av kirurgin, utan måste också ta hänsyn till de känslomässiga och psykologiska behoven hos barnet och dess familj.

Samarbete med pediatriska tjänster

Samarbete mellan maxillo-facial kirurgi och pediatriska avdelningar är avgörande för optimal vård av unga patienter. Denna samverkan är grundläggande eftersom barn har anatomiska, fysiologiska, psykologiska och utvecklingsmässiga särdrag som kräver ett specifikt tillvägagångssätt.

Preoperativ bedömning :
Samarbetet inleds ofta med en gemensam preoperativ bedömning. Barnläkaren bedömer barnets allmäntillstånd, sjukdomshistoria och eventuella samtidiga tillstånd som kan påverka operationen.

135

Psykologisk förberedelse :

Barnpsykologer kan hjälpa till att förbereda barnet och familjen inför ingreppet. De tillhandahåller strategier för att hantera ångest och hjälper barnet att förstå vad som kommer att hända.

Anpassning av protokoll :

Anestesi- och operationsprotokollen är anpassade till barns fysiologi. Samarbete säkerställer att dessa protokoll överensstämmer med bästa pediatriska praxis.

Kommunikation :

Tydlig kommunikation är avgörande. De kirurgiska och pediatriska teamen måste dela med sig av relevant information om barnets tillstånd, de planerade ingreppen och de förväntade resultaten.

Postoperativ uppföljning :

Efter operationen görs uppföljningen ofta gemensamt. Käkkirurgen kommer att vara intresserad av resultatet av operationen, medan barnläkaren kommer att övervaka barnet för eventuella allmänna komplikationer.

Rehabilitering och terapi :

I vissa fall kan barnet behöva rehabilitering, till exempel hos en talterapeut för tal eller en fysioterapeut för muskelfunktion. Ett nära samarbete säkerställer en samordnad behandlingsplan.

Multidisciplinära möten:

Regelbundna möten mellan de olika teamen gör det möjligt att granska komplexa fall, diskutera de bästa behandlingsalternativen och samordna vården.

Utbildning och fortbildning :

Fortlöpande utbildning är mycket viktigt. Pediatriska team kan erbjuda utbildning om de särskilda aspekterna av pediatrisk vård, medan

teamet för maxillofacial kirurgi kan dela med sig av kunskap om specifika kirurgiska tekniker.
Gemensam forskning :
De två avdelningarna kan samarbeta kring studier och forskning för att förbättra tekniker, resultat och patientvård.

Samarbete mellan maxillo-facial kirurgi och pediatriska avdelningar är avgörande för att säkerställa en holistisk vård för barn. Denna synergi förbättrar inte bara de kliniska resultaten utan även den övergripande upplevelsen för barnet och dess familj.

Kapitel 19

KRISHANTERING OCH EXTREMA FALL

Insatser vid katastrofer och nödsituationer

När man ställs inför en katastrof eller nödsituation är behovet av att ingripa snabbt och effektivt absolut nödvändigt. Inom området maxillofacial kirurgi kan dessa insatser omfatta större ansiktstrauma till följd av olyckor, naturkatastrofer eller väpnade konflikter. För att hantera sådana situationer krävs särskilda förberedelser, tvärvetenskaplig samordning och protokoll för snabba insatser.

Förberedelser och utbildning :
Utbildning i nödsituationer är avgörande. Personal måste utbildas i nödrutiner, de specifika protokoll som ska följas och användningen av specialutrustning.

Triage av offer :
I katastrofsituationer är det viktigt med snabb triagering för att identifiera patienter som behöver omedelbar hjälp, de som kan vänta och de för vilka vård skulle vara meningslös. Maxillofaciala skador kan äventyra luftvägarna och kräver därför snabbt ingripande.

Stabilisering av patienten :
Prioriteringen är att stabilisera patienterna, säkerställa fria luftvägar, kontrollera blödningar och behandla associerat trauma.

Akut kirurgi :
Komplexa frakturer, djupa lesioner och trauma i samband med andra skador kan kräva omedelbar operation. Ingreppen kan variera från placering av dränage till rekonstruktiv kirurgi.

Logistik och utrustning :
Att ha rätt kirurgisk utrustning och utbildad personal är avgörande. I katastrofområden kan

det handla om mobila kirurgiska enheter, särskilda akutförpackningar och effektiva kommunikationssystem.

Tvärvetenskaplig samordning :
Maxillo-facial kirurgi sker aldrig i ett vakuum. Den kräver ett nära samarbete med andra specialiteter som anestesi, traumatologi, neurokirurgi och till och med psykologi.

Postoperativ vård och rehabilitering :
Efter inledande operationer behöver patienterna lämplig postoperativ vård för att förebygga infektioner, hantera smärta och påbörja rehabilitering. I katastrofsituationer kan detta vara en utmaning på grund av begränsade resurser.

Psykosocialt stöd :
Fysiskt trauma åtföljs ofta av psykologiskt trauma. Personal inom mentalvården kan hjälpa patienter att hantera chock, posttraumatisk stress och rehabilitering.

Återkoppling och kontinuerlig förbättring:
Efter varje insats i en katastrofsituation är det viktigt att debriefa, samla in feedback och justera protokollen i enlighet med detta för att förbättra framtida insatser.

Förmågan att agera effektivt i en katastrofsituation är resultatet av noggranna förberedelser, effektiv samordning och fortlöpande utbildning. Utmaningarna är många, men med en strukturerad och samarbetsinriktad strategi kan team inom maxillofacial kirurgi ge livsviktig vård i kristider.

Hantering av extrema fall: större brännskador, krigstrauma

Extremfall inom maxillofacial kirurgi, såsom svåra brännskador eller krigsrelaterade trauman, innebär unika utmaningar. Dessa situationer kräver inte bara avancerade kirurgiska färdigheter, utan också ett holistiskt synsätt för att hantera patienternas medicinska, psykologiska och sociala behov.

Inledande bedömning :
    Vid inläggning av en patient med allvarliga skador är en snabb men grundlig bedömning nödvändig. Detta inkluderar att säkra luftvägarna, kontrollera hur allvarliga skadorna är, upptäcka andra associerade skador och stabilisera patienten.
Luftvägskontroll :
    Brännskador och trauma i ansiktet kan försämra luftvägarna. Att säkerställa stabil andning, antingen genom intubering eller akut trakeostomi, är en prioritet.
Omedelbar sårvård :
    Detta innebär rengöring, debridering vid behov och bandagering av skadorna. Vid brännskador ingår även att reglera kroppstemperaturen och förhindra uttorkning.
Rekonstruktiv kirurgi :
    Allvarliga skador kan kräva flera kirurgiska ingrepp för att reparera och rekonstruera ansiktsstrukturer. Det kan röra sig om hudtransplantationer, fixering av frakturer eller fullständig rekonstruktion av delar av ansiktet.
Näringsmässigt stöd :
    Svårt brännskadade eller traumatiserade patienter har ett högt näringsbehov för att

stödja läkningen. Lämplig nutrition, ofta enteral, är avgörande.

Smärtlindring :

Brännskador och större trauman är extremt smärtsamma. Lämplig smärtlindring, med en kombination av läkemedel och andra åtgärder, är avgörande för patientens välbefinnande och rehabilitering.

Fysisk rehabilitering och terapi :

Efter den inledande återhämtningen kan patienterna behöva fysioterapi för att återfå sin funktion, samt arbetsterapi för att återfå sina dagliga färdigheter.

Psykologiskt stöd :

Allvarliga trauman kan ge lika djupa psykologiska ärr som de fysiska. Psykologiskt stöd, genom individuell terapi eller gruppterapi, är avgörande för att hjälpa patienten att hantera sin nya verklighet.

Social återintegrering :

När patienten har stabiliserats och är på väg att återhämta sig behöver han eller hon hjälp att återanpassa sig till samhället, antingen genom att hitta ett jobb, anpassa sig till nya fysiska förmågor eller helt enkelt återgå till ett normalt liv.

Utbildning och förebyggande åtgärder :

Att informera patienter och deras familjer om pågående vård, potentiella risker och förebyggande åtgärder kan bidra till att förhindra framtida incidenter.

Att behandla extremfall inom maxillofacial kirurgi är en enorm uppgift som kräver ett dedikerat medicinskt team och ett integrativt tillvägagångssätt. Varje steg, från den inledande operationen till rehabiliteringen, är avgörande för att säkerställa bästa möjliga chanser till återhämtning och livskvalitet för patienten.

143

Psykologiskt stöd till teamet i dessa intensiva situationer

I den intensiva och ofta stressiga miljö som maxillofacial kirurgi utgör är psykologiskt stöd till det medicinska teamet lika viktigt som behandlingen av patienterna. Sjuksköterskor, kirurger, narkosläkare, tekniker och annan vårdpersonal ställs inför känslomässigt laddade situationer, komplexa fall och ibland tragiska resultat. Teamets välbefinnande är avgörande för att säkerställa en högkvalitativ patientvård.

• Att känna igen tecken på stress och utbrändhet :
   Det är viktigt att utbilda teammedlemmarna i att känna igen tecken på stress, ångest och utbrändhet hos sig själva och sina kollegor. Det kan handla om irritabilitet, sömnlöshet, social tillbakadragenhet och försämrad arbetsprestation.

• Debriefing efter interventionen :
   Efter särskilt svåra ingripanden är det bra att hålla debriefingsessioner. Dessa möten ger teamet möjlighet att uttrycka sina känslor, diskutera vad som gick bra och vad som kunde ha förbättrats.

• Tillhandahållande av personal inom mentalvård :
   Att ha en psykolog eller rådgivare på plats eller i öppenvård kan ge teammedlemmarna möjlighet att prata om sina upplevelser, hantera sina känslor och utveckla strategier för att klara av situationen.

• Utbildning i motståndskraft :
   Att erbjuda workshops eller utbildning om motståndskraft kan hjälpa vårdpersonal att utveckla tekniker för att hantera stress, utmattning och eventuell medkänsloutmattning.

144

Uppmuntra fysiskt välbefinnande :
Fysisk hälsa är nära kopplad till psykisk hälsa. Att uppmuntra teammedlemmarna att ta regelbundna pauser, äta hälsosamt, motionera och sova tillräckligt kan förbättra deras förmåga att hantera stress.

Anpassade   viloplatser :
Ordna bekväma viloplatser där teamet kan koppla av, ladda batterierna och till och med ta en tupplur om det behövs.

Skapa en kultur av stöd :
Ledningen och högre tjänstemän måste erkänna vikten av psykologiskt stöd och främja en kultur där det uppmuntras att söka hjälp och inte stigmatiseras.

Aktiviteter för teambuilding :
Att regelbundet   anordna teambuildingaktiviteter kan bidra till att stärka gruppsammanhållningen, förbättra kommunikationen och minska stressen.

Regelbunden   återkoppling:
Genom att erbjuda och be   o   m regelbunden   feedback kan ni fira framgångar, ge erkännande åt insatser och proaktivt ta itu med områden som kan förbättras.

Uttag av ordinarie ledighet :
Uppmuntra teamet att ta ledigt och koppla bort arbetet helt när de gör det. Regelbundna pauser kan förebygga utbrändhet.

När man ställs inför utmaningarna inom maxillo-facial kirurgi är teamets välbefinnande av grundläggande betydelse. Ett team som får stöd, erkännande och känslomässigt väl omhändertagande är bättre rustat att ge enastående vård till sina patienter.

Kapitel 20

NYANSERNA I REKONSTRUKTIV KIRURGI

De viktigaste typerna av rekonstruktion

Maxillofacial kirurgi omfattar ett brett spektrum av ingrepp som syftar till att återställa form och funktion i ansikte och käke. Oavsett om det är efter trauma, sjukdom, tumör eller medfödd missbildning syftar maxillofacial rekonstruktion till att förbättra inte bara patientens utseende, utan också deras livskvalitet genom att säkerställa vitala funktioner som tuggning, sväljning och fonation.

Rekonstruktion av ben :

Bentransplantation: Vid denna teknik används antingen patientens eget ben som tas från en annan del av kroppen, donerat ben eller syntetiska benersättningar för att rekonstruera käken eller andra delar av ansiktet.

Osteogena distraktorer: Används främst för missbildningar och möjliggör gradvis förlängning av benet genom att använda benets naturliga förmåga att regenerera.

Rekonstruktion av mjukvävnad :

Lokala eller regionala lambåer: Här används vävnad som ligger i anslutning till det område som ska rekonstrueras för att täcka ett sår eller ett opererat område.

Fria klaffar: Detta innebär att vävnad tas från ett annat område av kroppen (med dess blodförsörjning) och transplanteras till ansiktsområdet.

Rekonstruktion av temporomandibulära leden (TMJ) :

Detta kan kräva implantat eller transplantat för att återställa normal ledrörelse och eliminera smärta.

Rekonstruktion av tänder och tandbågar :

Tandproteser, tandimplantat och bentransplantat kan användas för att återställa funktionella och estetiska tänder.

Ortognat kirurgi :

Den syftar till att korrigera avvikelser i käklinjusteringen och kan innebära kirurgisk ompositionering av käkbenen.

Rekonstruktion av läpp och gom :

Denna operation är nödvändig för patienter med läpp- och gomspalt och syftar till att återställa normal tal- och sväljfunktion samt ett estetiskt utseende.

Rekonstruktion efter avlägsnande av tumör :

Tumörer i ansikte och käke kan kräva betydande borttagning av vävnad. Rekonstruktion syftar till att återställa form och funktion, ofta med hjälp av en kombination av tekniker.

Rekonstruktion av de övre luftförtäringskanalerna :

Efter vissa operationer för tumörer i mun, svalg eller struphuvud kan det vara nödvändigt med rekonstruktion för att återställa förmågan att tala och svälja.

Rekonstruktiv näsplastik :

Används för att reparera eller rekonstruera näsan efter trauma, operation eller sjukdom.

Rekonstruktion av aurikeln :

Vid denna operation kan brosk som tagits från patienten användas för att rekonstruera ett öra efter ett trauma, en tumör eller en medfödd missbildning.

Rekonstruktion inom maxillofacial kirurgi är krävande men kan förändra patienternas liv. Den kombinerar konst och vetenskap och kräver att kirurgen har en djupgående förståelse för anatomi, fina tekniska färdigheter och

149

estetisk känslighet för att uppnå bästa resultat för patienten.

Hantera patienternas förväntningar och familjer

I den medicinska världen, och särskilt inom käkkirurgi, är det viktigt att hantera förväntningarna hos patienter och deras familjer. Eftersom den maxillofaciala regionen är kopplad till både det fysiska utseendet och viktiga funktioner som tal, tuggning och andning, kan ingreppen ha en djupgående inverkan på patienternas livskvalitet. Här följer en djupgående genomgång av hur vårdpersonal kan bemöta och hantera dessa förväntningar:

- Preoperativ utbildning och information :
    En tydlig förståelse av ingreppet, dess fördelar, risker och förväntade resultat är avgörande. Broschyrer, videor eller simuleringar kan hjälpa patienterna att visualisera och förstå ingreppet.

- Ärlig och öppen   dialog:
    Det är viktigt att skapa ett utrymme där patienten och familjen kan uttrycka sin oro, ställa frågor och få ärliga och tydliga svar.
- Hantera estetiska   förväntningar :
    Maxillofacial kirurgi, särskilt när den är estetisk eller rekonstruktiv, kräver ett klargörande av vad som är estetiskt uppnåeligt, med hänsyn till patientens unika anatomi.
- Diskussion om återhämtningstid:
    Informera patienter och anhöriga om hur lång tid det tar att återhämta sig helt från operationen, inklusive perioder med svullnad, smärta eller matrestriktioner.

150

Emotionell förberedelse :

Förändringar i utseendet, även tillfälliga sådana, kan vara en källa till känslomässigt lidande. Diskussion och förberedelser för denna eventualitet är därför nödvändiga.

Involvering av terapeuter och rådgivare :

I vissa fall kan det vara bra att involvera yrkesverksamma som psykologer eller rådgivare för att hantera de känslomässiga effekterna av interventionerna.

Regelbundna postoperativa genomgångar:

Dessa möten används för att bedöma framsteg, justera förväntningar längs vägen och se till att patienten och deras familj får stöd genom hela processen.

Stöd till familjer :

Anhöriga spelar en avgörande roll för tillfrisknandet. Att informera dem om hur de kan hjälpa till, vad de kan förvänta sig och vilka resurser som finns tillgängliga kan vara lika viktigt som att stödja patienten själv.

Stödgrupper och vittnesmål :

Ibland kan det vara ovärderligt att prata med någon som har upplevt något liknande. Stödgrupper eller patientberättelser kan hjälpa till att sätta saker i perspektiv.

Kostnadstransparens :

En öppen diskussion om kostnader, försäkringsskydd och eventuella betalningsplaner kan minska oron för de ekonomiska aspekterna av operationen.

Nyckeln till att hantera förväntningarna ligger i kommunikation, utbildning och kontinuerligt stöd. Varje patient är unik och förtjänar därför ett personligt tillvägagångssätt för att säkerställa att deras förväntningar, och deras närståendes förväntningar, är i linje med verkligheten i samband med ingreppet och återhämtningen.

Preoperativ förberedelse och postoperativ för större operationer

Maxillofacial kirurgi, som omfattar vitala strukturer i ansiktet och huvudet, kräver noggranna förberedelser före och efter operationen. Dessa förberedelser är avgörande för att garantera patientsäkerheten, minimera potentiella komplikationer och säkerställa optimal återhämtning.

Preoperativ förberedelse :
Fullständig medicinsk bedömning :
Detta inkluderar blodprov, hjärtundersökningar och andra specifika bedömningar baserade på patientens medicinska historia.
Specialistkonsultationer :
Beroende på ingreppet kan det vara nödvändigt att konsultera andra specialister som narkosläkare, ortodontister eller ÖNH-specialister.
Patientutbildning :
Informera patienten i detalj om ingreppet, riskerna och förväntningarna efter operationen.
Fasta :
I allmänhet måste patienter fasta under en viss period före operationen för att förhindra komplikationer under anestesin.
Läkemedel och allergier :
Gå igenom eventuella mediciner som patienten tar och justera vid behov. Det är viktigt att känna till eventuella allergier, särskilt mot läkemedel.

Rengöring av munnen :
För att minimera risken för infektioner kan professionell tandrengöring rekommenderas före vissa ingrepp.

Postoperativ planering :
Se till att patienten har organiserad transport efter operationen och att han eller hon har planerat en viloperiod.

Postoperativ förberedelse :
Medicinsk övervakning :
Efter en större operation kan det krävas en övervakningsperiod på en postanestetisk enhet eller till och med en intensivvårdsavdelning.

Smärtlindring :
Förskriva och administrera lämpliga analgetika för att kontrollera postoperativ smärta.

Sårvård :
Ge tydliga instruktioner om hur man rengör såret, hanterar dränage och känner igen tecken på infektion.

Livsmedelsövervakning :
Efter vissa operationer kan det vara nödvändigt med flytande eller mjuk kost under en tid.

Läkemedel :
Antibiotika för att förhindra infektion, liksom andra specifika läkemedel, kan förskrivas.

Tips för att minska ödem och blåmärken:
Detta kan innebära att huvudet lyfts upp, att is läggs på och andra metoder.

Träning och fysioterapi :
Vissa patienter kan ha nytta av lättare träning eller fysioterapi för att underlätta återhämtningen och återställa funktionen.

Regelbunden övervakning :
Boka in postoperativa besök för att bedöma återhämtningen, diskutera problem och justera vården vid behov.

Genom att införliva dessa viktiga delar av pre- och postoperativa förberedelser kan vårdpersonalen arbeta nära patienterna för att säkerställa en lyckad operation och fullständig återhämtning.

Kapitel 21

DEN PSYKOLOGISKA DIMENSIONEN AV PATIENTEN

Maxillofacial kirurgi, som fokuserar på ansiktet och tillhörande strukturer, är inte begränsad till enkel fysisk rekonstruktion eller korrigering av defekter. Den har en djupgående effekt på patientens psyke, eftersom ansiktet ofta ses som en återspegling av identitet och personlighet. Följaktligen är de psykologiska konsekvenserna centrala för denna specialitet.

1. Självuppfattning och självkänsla :
Ansiktet är en central del av vår identitet. Varje förändring, oavsett om den beror på trauma, missbildning eller kirurgi, kan förändra hur en patient ser och uppfattar sig själv. Vissa patienter kan kämpa med känslor av underlägsenhet eller skam över sitt utseende, särskilt i ett samhälle som lägger så stort värde vid skönhet och "normalitet".

2. Emotionella effekter av trauma :
Patienter som genomgår maxillofacial kirurgi efter ett trauma, oavsett om det är en trafikolycka, ett överfall eller någon annan orsak, kan också drabbas av posttraumatisk stress. De kan återuppleva händelsen, ha mardrömmar eller utveckla svår ångest.

3. Rädsla och ångest före operationen :
Utsikten att genomgå en operation, särskilt på ett så synligt och viktigt område som ansiktet, kan vara en källa till stor oro. Patienterna kan vara rädda för resultatet, komplikationer eller smärta.

4. Hantering av förväntningar :
Det är viktigt att patienterna har realistiska förväntningar på resultaten. Oproportionerliga förväntningar kan leda till besvikelse, även om operationen är medicinskt framgångsrik.

5. Socialt stöd och isolering :
Reaktioner från vänner, familj och främlingar kan i hög grad påverka en patients psykologiska välbefinnande. Vissa kan

få stöd och empati, medan andra kan känna sig isolerade eller missförstådda.

6. Rehabilitering och acceptans :
Efter en operation kan processen att anpassa sig till sitt nya utseende och sin nya funktion vara lång och svår. Vissa kanske sörjer sitt "gamla" ansikte eller har svårt att acceptera förändringarna.

7. Psykologiskt stöd :
Att arbeta med psykologer eller terapeuter är ofta fördelaktigt. De kan erbjuda strategier för att hantera ångest, stärka självkänslan och hjälpa till med acceptans.

Det är viktigt att inse djupet av de psykologiska konsekvenser som är förknippade med maxillofacial kirurgi. Varje patient är unik och ett holistiskt synsätt, som tar hänsyn till hela individen, är avgörande för att säkerställa en fullständig återhämtning, både fysiskt och psykiskt.

Förståelse för de psykologiska effekterna missbildningar och trauma

När vi talar om maxillofacial kirurgi talar vi ofta om de fysiska aspekterna av operationen: rekonstruktion, reparation och rehabilitering. Men den psykologiska aspekten är minst lika viktig. Medfödda missbildningar och oavsiktligt eller avsiktligt trauma är inte bara anatomiska och fysiologiska utmaningar, de har också djupgående återverkningar på patienternas identitet, självkänsla och sociala integration.

1. Medfödda missbildningar :
Från tidig ålder kan en ansiktsmissbildning utsätta en person för en mängd olika blickar, kommentarer och attityder från omgivningen och från samhället i allmänhet.

Detta kan hindra utvecklingen av en positiv kroppsuppfattning och påverka självkänslan. Barn kan bli retade eller mobbade, medan vuxna kan känna sig dömda eller avvisade.

2. Trauma :
Till skillnad från missbildningar orsakar trauma en plötslig och ofta våldsam förändring av utseende och funktion. Förutom den fysiska smärtan finns också den känslomässiga chocken, minnet av den traumatiska händelsen och sorgen över hur det var "före" traumat. Personer som överlevt olyckor eller överfall kan uppleva symtom på posttraumatisk stress, t.ex. flashbacks, sömnlöshet eller ångest.

3. Kroppsbild :
Ansiktet är centralt för vår icke-verbala kommunikation, vår uttrycksfullhet och vår identitet. Varje förändring i detta område kan påverka hur en person uppfattar sig själv och interagerar med omvärlden. Missbildningar eller ärr kan ses som "märken" som drar till sig uppmärksamhet, ofta oönskad sådan.

4. Sociala återverkningar :
Sociala interaktioner kan påverkas av ansiktsuttrycket. Vissa personer undviker ögonkontakt, medan andra kan ställa påträngande frågor eller komma med olämpliga kommentarer. Detta kan leda till känslor av isolering eller social tillbakadragenhet.

5. Motståndskraft och läkning :
Varje individ är unik i sin förmåga att hantera och övervinna de psykologiska utmaningar som är förknippade med missbildningar och trauma. Vissa finner styrka i sina erfarenheter och omvandlar dem till motivation för att hjälpa andra eller öka allmänhetens medvetenhet. Andra kan behöva mer intensivt psykologiskt stöd för att ta sig igenom det.

Även om maxillofacial kirurgi kan förbättra utseende och funktion avsevärt är det viktigt att förstå och ta itu med de djupgående psykologiska konsekvenserna. Omfattande och holistisk vård, som omfattar både fysiska och känslomässiga behov, kommer att säkerställa bästa resultat och verklig läkning för patienten.

Stöd och rådgivning till patienter

Även om maxillofacial kirurgi i grunden är medicinsk och kirurgisk har den en djupt känslomässig och psykologisk inverkan på patienterna. Ansiktet är vårt visitkort, den primära bild vi projicerar på världen. Varje operation eller förändring i detta område kan därför rubba vår självuppfattning, vår självkänsla och det sätt på vilket vi uppfattas av andra. Stöd och rådgivning är därför avgörande för att hjälpa patienterna genom denna prövning, oavsett om de genomgår rekonstruktiv kirurgi efter ett trauma eller ett valfritt ingrepp av estetiska eller funktionella skäl.

1. Förberedelser för operationen :
Före operationen har patienter ofta farhågor, förhoppningar och förväntningar. Psykologiskt stöd gör det möjligt att hantera dessa farhågor, sätta upp realistiska förväntningar och hjälpa patienten att överväga de olika möjliga resultaten.

2. Hantering av postoperativa känslor :
Efter operationen är det vanligt att uppleva en rad olika känslor, från eufori till depression och osäkerhet. Rådgivning kan hjälpa patienten att navigera genom denna känslomässiga turbulens, hantera postoperativ smärta, förändringar i utseendet och eventuella komplikationer.

3. Social rehabilitering :
Att återvända till vardagen med ett ansikte som har förändrats, även om det bara är en aning, kan vara oroande. Patienterna kan vara rädda för att bli dömda, stigmatiserade eller få påträngande frågor. Terapeuter kan tillhandahålla verktyg och strategier för att hantera dessa sociala interaktioner.

4. Stöd till familjen :
Patientens närstående spelar en viktig roll i läkningsprocessen. De kan också dra nytta av information och rådgivning som hjälper dem att förstå den kirurgiska processen, postoperativa förväntningar och hur de bäst kan stödja sin närstående.

5. Stödgrupper :
Det kan vara befriande att dela sina erfarenheter med andra som har upplevt liknande omständigheter. Stödgrupper erbjuder en trygg plats där man kan dela med sig, lyssna och lära av varandra.

6. Långsiktigt stöd :
Även efter fysisk läkning kan känslomässiga ärr kvarstå. Långtidsrådgivning kan hjälpa till att hantera dessa underliggande problem och ge patienterna utrymme att prata om sina bekymmer och hitta lösningar.

7. Resurser och referenser :
Vårdpersonal måste ha en lista över resurser, allt från specialiserade kliniska psykologer till stödgrupper, för att tillgodose patienternas specifika behov.

Stöd och rådgivning till patienter inom maxillofacial kirurgi är viktiga aspekter av vårdprocessen. Att känna igen och tillgodose patienternas känslomässiga och psykologiska behov kan i hög grad förbättra deras tillfredsställelse, återhämtning och övergripande livskvalitet.

Hantering av dysmorfofobi

Dysmorfofobi, även känt som body dysmorphic disorder (BDD), är en tvångsmässig upptagenhet med en upplevd defekt i det fysiska utseendet, ofta inbillad eller minimal. Inom området maxillofacial kirurgi kan dessa patienter söka flera kirurgiska ingrepp för att korrigera dessa "defekter", utan att någonsin vara nöjda med resultaten. Att hantera dessa patienter är en särskild utmaning som kräver ett multidisciplinärt tillvägagångssätt.

1. Tidig identifiering :
De första stegen för att hjälpa patienter med CDT är att identifiera deras problem och förstå deras uppfattningar. En patient kan vara fixerad vid en liten detalj, ha orealistiska förväntningar eller uttrycka ihållande missnöje med tidigare operationer.

2. Psykologisk bedömning :
Innan man överväger ett kirurgiskt ingrepp är det viktigt att göra en grundlig psykologisk bedömning. Detta kommer att avgöra om patienten lider av dysmorfofobi eller någon annan underliggande störning.

3. Utbildning och rådgivning :
Det är mycket viktigt att informera patienterna om vad deras sjukdom innebär. De måste förstå att kirurgi inte är en lösning och att det till och med kan förvärra deras problem.

4. Avslag på operation :
I många fall är det bästa tillvägagångssättet att vägra utföra kosmetisk kirurgi på en patient med DCT. Även om detta kan verka kontraintuitivt ligger det i patientens intresse, eftersom ytterligare kirurgi kan förvärra tillståndet.

5. Terapeutiskt tillvägagångssätt :
Kognitiva beteendeterapier har visat sig vara effektiva vid behandling av CDD. De hjälper patienterna att känna igen och förändra sina negativa tankemönster och självdestruktiva beteenden.

6. Medicinering :
Vissa antidepressiva läkemedel, särskilt selektiva serotoninåterupptagshämmare (SSRI), kan vara till nytta för patienter med CDD.

7. Regelbunden övervakning :
Det är viktigt att regelbundet följa upp patienterna för att kontrollera deras psykologiska tillstånd, även om de har valt att inte genomgå någon operation.

8. Tvärvetenskapligt samarbete :
Ett nära samarbete med psykologer, psykiatriker och annan personal inom mentalvården är avgörande för att kunna erbjuda heltäckande vård.

9. Stöd- och terapigrupper :
Att uppmuntra patienter att delta i stödgrupper eller gruppterapi kan hjälpa dem att känna sig mindre isolerade och lära sig av andras erfarenheter.

10. Utbildning av yrkesverksamma :
Utbildning av maxillo-faciala kirurger och annan medicinsk personal i att känna igen tecknen på CDT kan bidra till att patienterna behandlas på rätt sätt.

Även om maxillofacial kirurgi kan ge utmärkta estetiska och funktionella resultat, är det inte alltid den lämpligaste åtgärden för patienter med dysmorfofobi. Ett empatiskt, välinformerat och multidisciplinärt tillvägagångssätt är avgörande för att säkerställa dessa patienters välbefinnande.

Kapitel 22

MAXILLO-FACIAL KIRURGI OCH ONKOLOGI

Vård av patienter med cancer

Behandlingen av cancerpatienter inom maxillofacial kirurgi är en mångfacetterad utmaning som inte bara kräver teknisk expertis utan även ett holistiskt, patientcentrerat synsätt. Cancer i maxillofaciala regionen, som omfattar olika tumörer i mun, svalg, näsa, bihålor och andra angränsande områden, kräver noggrann planering och tvärvetenskapligt samarbete.

1. Diagnos och bedömning :
Allt börjar med en grundlig klinisk bedömning. Avbildningstekniker som röntgen, datortomografi och magnetröntgen spelar en avgörande roll för att fastställa tumörens utbredning. Biopsi bekräftar diagnosen.

2. Staging :
Det är viktigt att fastställa i vilket stadium cancern befinner sig, eftersom detta styr behandlingsbesluten. Vid stadieindelningen tas hänsyn till tumörens storlek, dess spridning till närliggande strukturer och eventuell förekomst av metastaser.

3. Behandlingsplanering :
När diagnosen har ställts träffas ett multidisciplinärt team för att utarbeta en behandlingsplan. I teamet kan det ingå käkkirurger, onkologer, radiologer, patologer, dietister, logopeder och andra specialister.

4. Kirurgi :
Beroende på cancerns typ, lokalisering och stadium kan kirurgi rekommenderas för att avlägsna tumören. I vissa fall kan det bli nödvändigt med en rekonstruktion med hjälp av vävnadstransplantat eller vävnadsflikar från andra delar av kroppen.

5. Strålbehandling och kemoterapi :
Dessa behandlingar kan ges före eller efter en operation, eller till och med utan operation, beroende på cancerns typ och stadium.

6. Rehabilitering :
Rehabilitering är ofta en viktig aspekt efter behandling av cancer i överkäken. Det kan handla om fysioterapi för att återställa rörligheten, talterapi för tal och sväljning samt tand- eller ansiktsproteser vid behov.

7. Långtidsuppföljning :
Regelbunden övervakning är avgörande för att tidigt upptäcka eventuella återfall eller komplikationer. Detta innebär regelbundna kliniska undersökningar och bilddiagnostik.

8. Psykosocialt stöd :
Diagnosen cancer och dess behandling kan ha en betydande känslomässig inverkan. Psykologiskt stöd, antingen genom individuell rådgivning eller stödgrupper, är avgörande.

9. Utbildning och förebyggande åtgärder :
Det är viktigt att informera patienterna om tecken på återfall och om modifierbara riskfaktorer, t.ex. rökning eller alkoholkonsumtion.

10. Sök och avancerad :
Behandlingen av maxillofacial cancer utvecklas ständigt tack vare forskning. Patienterna måste hållas informerade om de senaste framstegen och kan i vissa fall dra nytta av kliniska prövningar.

Behandling av cancerpatienter inom maxillofacial kirurgi är en multidimensionell resa som går långt utöver den enkla excisionen av en tumör. Det krävs en omfattande och välkoordinerad strategi för att säkerställa inte bara överlevnad utan även patientens livskvalitet.

Palliativ vård inom maxillo-facial kirurgi

Palliativ vård är en metod som syftar till att förbättra livskvaliteten för patienter och deras familjer som står inför problem i samband med en livshotande sjukdom. Inom maxillofacial kirurgi är detta tillvägagångssätt avgörande för patienter med avancerade tumörer eller för dem som inte är kandidater för kurativ behandling. Vården inriktas på att förebygga och lindra lidande, oavsett om det är fysiskt, psykiskt, socialt eller andligt.

1. Samlad bedömning :
Först och främst krävs en fullständig bedömning av patienten. Detta omfattar inte bara den medicinska aspekten, utan även patientens psykologiska, sociala och andliga behov.

2. Smärtlindring :
Smärta är ett vanligt symtom och kan vara särskilt plågsamt vid sjukdomar i överkäken. Smärtan kan bero på tumören i sig eller på kirurgiska ingrepp. En kombination av analgetika, inklusive opioider, kan behövas.

3. Sårvård :
Tumörsår och postoperativa sår kan kräva specialiserad vård, särskilt för att kontrollera infektioner, avlägsna skräp och främja läkning.

4. Näringslära :
Problem med tuggning, sväljning eller överdriven salivutsöndring kan försämra en patients förmåga att äta. Näringsstrategier, inklusive placering av en matningssond, kan vara nödvändiga.

166

5. Kommunikation :
Tumörer eller kirurgi kan påverka en patients förmåga att tala. Tal- och språkterapeuter och andra specialister kan hjälpa till att förbättra talförmågan. kommunikation.

6. Psykologiskt stöd :
Diagnosen och sjukdomsförloppet kan ha en betydande känslomässig inverkan. Psykoterapeuter, rådgivare och stödgrupper kan hjälpa till.

7. Andliga aspekter :
För många patienter väcker sjukdom frågor om mening, värde och andlighet. Kaplaner eller andra andliga rådgivare kan erbjuda ovärderligt stöd.

8. Förhandsplanering :
Det är viktigt att diskutera patientens önskemål om framtida vård, inklusive förhandsdirektiv och fullmakt för hälso- och sjukvård.

9. Livets slutskede :
När livets slut närmar sig måste särskild uppmärksamhet ägnas åt patientens välbefinnande. Detta kan innebära att man minskar eller ändrar behandlingen, administrerar läkemedel för att lindra obehag och ger känslomässigt stöd till patienten och deras familj.

10. Stöd till familjen :
Familjen spelar en avgörande roll i den palliativa vården. De behöver stöd för att förstå sjukdomen, hantera stress och sorg och fatta välgrundade beslut.

Palliativ vård inom maxillofacial kirurgi fokuserar på patientens övergripande välbefinnande och går utöver enkel symtomhantering. Det krävs ett holistiskt och tvärvetenskapligt tillvägagångssätt för att säkerställa patientens komfort och värdighet i varje skede av sjukdomen.

Samarbete med onkologiteamet

I den medicinska världen, där specialisering har blivit normen, är tvärvetenskapligt samarbete viktigare än någonsin. I centrum för denna dynamik står samspelet mellan sjuksköterskan inom käkkirurgi och onkologiteamet. Denna allians är av avgörande betydelse när det gäller behandling av maligna sjukdomar i maxillofaciala regionen, där insatserna ofta är dubbla: att utrota cancern och samtidigt bevara funktion och estetik så långt som möjligt.

När en patient diagnostiseras med maxillofacial cancer är sjuksköterskan ofta den första vårdpersonal som patienten vänder sig till. Utöver primärvården spelar sjuksköterskan en central roll i samordningen av de olika specialister som kommer att vara involverade under patientens hela behandling. Kemoterapi, strålbehandling eller kirurgi, ibland i kombination, är vanliga behandlingsmetoder, där varje steg kräver separata förberedelser och uppföljning.

Sjuksköterskans roll sträcker sig långt utanför den kliniska miljön. Det är ofta sjuksköterskan som hjälper patienten att förstå komplexiteten i de behandlingar som föreslås av onkologen, radiologen eller maxillo-facialkirurgen. Som brygga mellan patienten och det medicinska teamet översätter sjuksköterskan dessutom patientens oro och behov till teamet och ser till att varje beslut som fattas verkligen är patientcentrerat.

Men samarbetet med onkologteamet slutar inte när behandlingen är avslutad. Övervakning efter behandlingen är avgörande för att upptäcka eventuella återfall eller sena komplikationer. Även här står sjuksköterskan i frontlinjen, övervakar patienten regelbundet, bedömer kvaliteten på hans eller hennes återhämtning och rapporterar alla oroande tecken till onkologteamet.

Under den ofta omtumlande resa som en patient med maxillofacial cancer genomgår är sjuksköterskan mycket mer än bara en vårdgivare. Han eller hon värnar om kontinuiteten i vården, är en ovärderlig mellanhand mellan patienten och onkologteamet och en stöttepelare som patienten kan lita på i varje skede av sitt tillfrisknande.

Kapitel 23

IMPLANTOLOGI OCH PROTETIK

Grundläggande principer för implantologi

Implantologi är en specialitet inom tandkirurgi som fokuserar på att placera implantat i käken för att ersätta en eller flera saknade tänder. Tandimplantat är mycket mer än bara en kosmetisk lösning, de hjälper till att återställa tuggfunktionen och förebygger många av de komplikationer som är förknippade med tandlossning. Låt oss fördjupa oss i grunderna för denna fascinerande disciplin.

1. Förståelse av tandimplantat

Ett tandimplantat är i princip en titanskruv som sätts in i käkbenet och fungerar som en konstgjord rot på vilken en krona, bro eller protes kan fästas. Titan väljs för sin biokompatibilitet, vilket möjliggör perfekt osseointegration med den omgivande benvävnaden.

2. Osseointegration: en intim förening

Ett implantats framgång beror på dess förmåga att smälta samman med käkbenet, en process som kallas osseointegration. Denna solida fusion är avgörande för att säkerställa implantatets stabilitet och göra det möjligt för det att motstå de krafter som utövas under tuggning.

3. Bedömning före implantat

Innan ett implantat sätts in krävs en grundlig bedömning. Detta inkluderar röntgenundersökningar för att bedöma benets kvantitet och kvalitet, bestämma den optimala placeringen för implantatet och identifiera eventuella kontraindikationer.

4. Kirurgiska tekniker

Implantatproceduren varierar beroende på patientens behov. Det kan vara omedelbart, där implantatet placeras omedelbart efter en tandutdragning, eller fördröjt, så att utdragningsområdet får läka innan implantatet placeras.

5. Implantatstödda proteser
När osseointegrationen har ägt rum fästs en protes på implantatet. Det kan vara en krona för en enstaka tand, en bro för flera tänder eller en helprotes för att ersätta alla tänder.

6. Skötsel av implantat
Även om implantat är motståndskraftiga mot karies är den omgivande vävnaden infektionskänslig om man inte har en god munhygien. Det är därför mycket viktigt att ha en noggrann rengöringsrutin och att regelbundet konsultera en tandläkare.

7. Utveckling och innovationer
I takt med de tekniska framstegen genomgår implantologin ständiga innovationer. Dessa inkluderar mindre invasiva tekniker, förbättrade material och till och med möjligheten att använda 3D-bildbehandling för exakt kirurgisk planering.

Implantologi har förändrat vårt sätt att hantera tandlossning och erbjuder en hållbar och funktionell lösning för många patienter. Utöver tekniken bygger implantatframgångar på en grundlig förståelse av anatomin, noggrann planering och ett engagemang för klinisk excellens.

Postoperativ behandling
av patienter med implantat

Perioden efter implantatkirurgi är avgörande för hur väl operationen lyckas. Lämplig postoperativ behandling är avgörande för att garantera optimal läkning, undvika komplikationer och säkerställa implantatets livslängd. Här följer en detaljerad genomgång av denna viktiga fas.

1. De första 48 timmarna: Minskning av inflammation och smärta

Efter operationen är det vanligt att uppleva svullnad, blåmärken eller ömhet runt operationsområdet. Att ta antiinflammatoriska och smärtstillande medel, enligt kirurgens ordination, hjälper till att kontrollera dessa symtom. Att applicera kalla kompresser kan också hjälpa till att minska inflammationen.

2. Munhygien: skonsam och exakt

Det är viktigt att hålla munnen ren för att undvika infektioner. Under dagarna efter operationen bör man dock undvika att borsta direkt på operationsområdet för att inte störa läkningsområdet. Användning av ett antiseptiskt munvatten kan rekommenderas.

3. Kost: skonsam och näringsrik

Under veckan efter operationen är det lämpligt att äta en mjuk kost för att undvika tryck eller trauma på implantatet. Soppor, puréer, yoghurt och kompott är bra val. Det är också bäst att undvika extremt varma drycker.

4. Postoperativ uppföljning: garantera en smidig återhämtning

Postoperativa besök planeras i allmänhet för att kontrollera läkningen, säkerställa att det inte finns någon infektion och bedöma osseointegrationen av implantatet. Dessa möten är viktiga för att förutse och hantera eventuella komplikationer.

5. Integration av implantat : Tålamod och precision

Beroende på implantatets typ och placering, samt patientens allmänna hälsotillstånd, kan osseointegrationsperioden variera. Det är viktigt att följa kirurgens rekommendationer under denna väntefas för att säkerställa en solid fusion mellan implantatet och benet.

6. Protes: den sista touchen

När implantatet är ordentligt förankrat fästs en tandprotes (krona, bro eller annat) på det. Skötseln och hygienen av denna protes är lika viktig för att garantera hållbarheten hos helheten.

7. Långsiktigt liv med implantat

Med rätt skötsel kan ett implantat hålla hela livet. Detta kräver noggrann munhygien, regelbundna kontroller hos tandläkaren och uppmärksamhet på eventuella förändringar eller obehag som upplevs.

Den postoperativa hanteringen av patienter med implantat är ett delat ansvar mellan vårdpersonalen och patienten. Tillsammans kan de se till att läkningsprocessen går smidigt och att implantatet utför sin funktion optimalt.

Arbete med protetiker och tandtekniker

Maxillofacial kirurgi är en tydlig och komplex specialitet i sig, men arbetar ofta i nära samarbete med andra dentala specialiteter, särskilt protetik. Symbiosen mellan käkkirurgen, protetikern och tandteknikern är avgörande för att säkerställa bästa möjliga resultat för patienten.

1. Var och ens roll: komplementaritet och specialisering

Maxillo-facialkirurgen fokuserar på kirurgiska ingrepp som rör benstrukturen i ansiktet och käken, medan protetikern är specialiserad på utformning och anpassning av tandproteser. Tandteknikern utformar och tillverkar dessa proteser i laboratoriet enligt protetikerns specifikationer.

2. Gemensam planering : Nyckeln till framgång

En lyckad behandling, oavsett om det gäller en hel restaurering eller ett implantat, beror ofta på noggrann planering. Före varje operation träffas kirurgen, protetikern och tandteknikern för att utarbeta en plan baserad på patientens anatomi och funktionella och estetiska behov.

3. Regelbunden kommunikation: säkerställer övervakning och optimering
Ständiga uppdateringar mellan dessa yrkesgrupper säkerställer att varje steg utförs med precision. Tandteknikern kan behöva förtydliganden om protesens dimensioner eller material, medan protetikern och kirurgen kan diskutera de bästa kirurgiska alternativen för den planerade protesen.

4. Kontinuerlig utbildning: Vi utvecklas tillsammans
Tandvårdens teknik och metoder utvecklas snabbt. Därför måste alla tre aktörerna genomgå regelbunden utbildning för att hålla sig uppdaterade och kunna erbjuda bästa möjliga vård. Gemensamma workshops och seminarier kan stärka den ömsesidiga förståelsen och förfina samarbetsteknikerna.

5. Patienten i centrum: ett holistiskt förhållningssätt
Samarbetet mellan kirurgen, protetikern och tandteknikern möjliggör ett patientcentrerat förhållningssätt. Tillsammans kan de ta itu med hela situationen, från kirurgi till rehabilitering, och se till att patienten är välinformerad och bekväm i varje skede.

Ett nära samarbete mellan käkkirurgen, protetikern och tandteknikern är grundläggande för tandvård av hög kvalitet. Var och en bidrar med sin unika expertis, och tillsammans arbetar de i synergi för att leverera optimala resultat för patienten. Denna samarbetsdynamik är kärnan i modern medicin, där tvärvetenskaplighet mer än någonsin är en garanti för kvalitet och excellens.

Kapitel 24

AVANCERADE TEKNIKER OCH NY TEKNIK

Datorassisterad kirurgi

Integrationen av datorteknik i den medicinska världen har skapat en tyst men djupgående revolution. Särskilt maxillofacial kirurgi har dragit nytta av den precision, effektivitet och visualisering som datorassisterad kirurgi (CAD) erbjuder.

1. Framväxten av CAD: Från blygsam början till teknisk revolution
De första försöken med datorstödd kirurgi präglades av användningen av grundläggande programvara för att underlätta visualiseringen av anatomiska strukturer. Nu, med avancerade program och interaktiva gränssnitt, kan kirurger simulera, planera och utföra operationer med oöverträffad precision.

2. Fördelar med precision: Minska riskerna och optimera resultaten
En av CAD:s största fördelar är dess förmåga att ge tredimensionell visualisering av anatomiska strukturer, vilket gör att kirurgerna kan förutse potentiella utmaningar och anpassa sitt tillvägagångssätt. Detta leder ofta till kortare operationer, färre komplikationer och en snabbare återhämtning för patienten.

3. Preoperativ planering: en glimt före snittet
Med simuleringsverktyg kan kirurger visualisera förväntade resultat och diskutera alternativ med patienter. Genom att överlagra röntgenbilder och tredimensionella skanningar skapar CAD en detaljerad karta över det kirurgiska området, vilket ger en oöverträffad översikt över ingreppet.

4. Kirurgisk navigering i realtid: en kompass för kirurgen
Under operationen fungerar datorassisterad kirurgi som ett navigeringssystem som vägleder kirurgen genom ingreppet. Detta kan vara särskilt användbart vid komplexa

operationer eller i anatomiska områden som är svåra att komma åt.

5. Sammanslagning med andra tekniker: Robotteknik och avancerad bildbehandling
CAD är inte en isolerad teknik. Den integreras perfekt med andra framsteg, som robotassisterad kirurgi och innovativa bildtekniker. Denna synergi mångdubblar fördelarna för både patient och behandlare.

6. Framtiden för datorstödd kirurgi: mot nya horisonter
I takt med att tekniken fortsätter att utvecklas blir CAD alltmer sofistikerat. Införlivandet av förstärkt verklighet, artificiell intelligens och taktila gränssnitt banar väg för allt mer exakta och individualiserade ingrepp.

Datorassisterad kirurgi är ett kraftfullt verktyg som, i händerna på en skicklig kirurg, kan förändra och förbättra maxillofacial kirurgi. Det symboliserar sammansmältningen av medicinsk konst och tekniska framsteg, och erbjuder optimal patientvård samtidigt som gränserna för vad som är kirurgiskt möjligt tänjs.

Transplantationsteknik och transplantation

När det gäller maxillofacial kirurgi spelar transplantationstekniker en viktig roll vid återställande och rekonstruktion av vävnadsdefekter eller vävnadsförluster. De är ofta nödvändiga för att återställa form, funktion och ibland estetik hos patienter som drabbats av trauma, missbildningar, tumörer eller andra tillstånd.

1. Behovet av transplantat och transplantationer:
Oavsett om det är efter tumörresektion, traumatisk skada eller för att korrigera en missbildning används transplantat

179

för att kompensera för brist på vävnad, medan transplantationer syftar till att ersätta ett sjukt organ eller en sjuk vävnad med en frisk motsvarighet.

2. Typer av transplantat inom maxillofacial kirurgi:
   - **Bentransplantat:** Används för att fylla bendefekter och kan komma från patienten själv (autograft), från en donator (allograft) eller vara syntetiskt. Vanliga donationsställen är skallen, höften eller skenbenet.
   - **Hudtransplantation:** Vid huddefekter kan delar av huden tas bort och transplanteras. Beroende på tjockleken på den hud som tas bort kallas dessa för totala eller partiella transplantat.
   - **Mjukvävnadstransplantat:** Detta omfattar muskler, brosk eller annan mjukvävnad.

3. Avancerade transplantationer:
Utvecklingen inom medicinsk teknik har möjliggjort partiella eller fullständiga ansiktstransplantationer, vilket gör det möjligt för svårt drabbade patienter att återfå ansiktsfunktion och utseende.

4. Anastomostekniker:
En avgörande aspekt av transplantat och transplantationer är behovet av att återansluta blodkärl och ibland nerver för att säkerställa livskraften hos den transplanterade vävnaden. Kirurgerna använder mikrokirurgi för dessa känsliga anastomoser, vilket säkerställer ett bra blodflöde och funktionalitet.

5. Avstötning och immunosuppression:
Ett av de största problemen efter transplantation, särskilt med allograft, är avstötning. För att minska denna risk behöver patienterna ofta immunsuppressiv behandling, som har sina egna utmaningar och biverkningar.

6. Framtid och potential:
Med framsteg inom vävnadsbioteknik och biologiska 3D-

utskrifter kan framtida transplantat "odlas" i laboratoriet från patientens egna celler, vilket eliminerar risken för avstötning.

Transplantationsteknikerna inom maxillofacial kirurgi utvecklas ständigt och erbjuder hopp och lösningar för patienter som står inför komplexa medicinska utmaningar. Genom en kombination av kirurgisk skicklighet, avancerad teknik och skräddarsydd postoperativ vård förändras livet för många patienter, så att de kan återfå inte bara sin fysiska kondition utan även sitt självförtroende.

Löftet om robotkirurgi

I skärningspunkten mellan teknik och medicin framstår robotkirurgi som en verklig revolution, som lovar att flytta fram gränserna för vad traditionell kirurgi kan åstadkomma, särskilt inom så känsliga områden som maxillofacial kirurgi.

1. Större precision:
En av de största fördelarna med robotkirurgi är dess oöverträffade precision. Robotar är utrustade med ledade armar som kan utföra mycket exakta rörelser, vilket eliminerar de naturliga skakningarna i den mänskliga handen. Detta är särskilt fördelaktigt för operationer som kräver millimeternoggrannhet.

2. Åtkomst till svåra områden:
Robotarmarnas smala, ledade design gör det möjligt att komma åt områden som är svåra att nå med den mänskliga handen, vilket minimerar incisionerna och därmed den postoperativa ärrbildningen.

3. Minskad trötthet hos kirurgen:
Att utföra kirurgi, särskilt under lång tid, kan vara utmattande för kirurgen. Robotar som är korrekt

positionerade kan bibehålla sin position utan att försvagas, vilket gör att kirurgen kan koncentrera sig på den exakta aspekten av operationen.

4. Förbättrad syn:
Med hjälp av högupplösta kameror och förstoringssystem får kirurgerna en tydlig och förstorad bild av operationsområdet, vilket är avgörande för komplexa anatomiska områden i ansiktet.

5. Kortare återhämtningstid:
Tack vare mindre och mer exakta snitt får patienterna ofta en snabbare läkning, mindre postoperativ smärta och en kortare sjukhusvistelse.

6. Utbildning och telekirurgi:
Robotkirurgi banar väg för telekirurgi, där en expert kan operera på distans, och förbättrad utbildning för framtida kirurger genom virtual reality-simuleringar.

7. Potential för innovation:
Om robotkirurgi kombineras med annan teknik, t.ex. realtidsbildtagning, artificiell intelligens eller 3D-utskrift, kan det ytterligare utöka möjligheterna inom maxillofacial kirurgi.

Trots sina löften är robotkirurgi dock inte utan utmaningar. Den höga kostnaden, behovet av specialistutbildning och de etiska debatterna kring användningen av robotar inom medicinen är alla hinder som måste övervinnas.

Robotkirurgi är ett spännande steg i utvecklingen av maxillofacial kirurgi. I takt med att teknikerna förfinas och blir mer tillgängliga kan det mycket väl förändra hur kirurgi utförs, med bättre resultat för patienterna och mer avancerade verktyg för kirurgerna.

Kapitel 25

LEDNING
SÄLLSYNTA
KOMPLIKATIONER

Neurologiska komplikationer

När det gäller maxillofacial kirurgi är det viktigt att förstå den anatomiska komplexiteten i denna region. Ansiktet är inte bara platsen för vår visuella identitet, det är också en region som är rik på nervstrukturer. Neurologiska komplikationer kan uppstå under operationen och påverka inte bara funktionen utan även patientens livskvalitet.

1. Typ av komplikationer :
Neurologiska komplikationer vid maxillofacial kirurgi kan vara tillfälliga eller permanenta och kan bero på trauma, kirurgiska incisioner, kompression eller infektion.

2. Sensoriska nerver :
En av de vanligaste komplikationerna involverar nervus alveolaris inferior, som ger känsel till underläppen och hakan. Skador på denna nerv kan leda till parestesi, en känsla av stickningar eller domningar. På samma sätt kan lingualnerven, som ansvarar för tungans känsel, påverkas under vissa operationer.

3. Motoriska nerver :
Ansiktsnerven är den viktigaste motoriska nerven i ansiktet. Skador på den kan leda till ansiktsförlamning, vilket påverkar ansiktsuttryck, ögonlocksstängning och tal. Även om sådana komplikationer är sällsynta kan de få förödande konsekvenser för patienten.

4. Postoperativa komplikationer :
Hematom eller ödem kan komprimera nerverna och orsaka tillfälliga funktionsnedsättningar. Infektioner kan också leda till neurologiska komplikationer om de sprider sig till nervstrukturer.

5. Behandling av komplikationer :
Behandling av neurologiska komplikationer beror på orsak

och svårighetsgrad. Vissa nervbortfall kan försvinna med tiden, medan andra kräver ingrepp för att dekomprimera en nerv eller behandla en infektion. Rehabilitering, t.ex. ansiktsfysioterapi, kan vara användbart för patienter med motoriska funktionsnedsättningar.

6. Förebyggande åtgärder :
Det bästa sättet att hantera neurologiska komplikationer är att förebygga dem. Detta innebär noggrann kirurgisk planering, goda anatomiska kunskaper, användning av avancerade bilddiagnostiska verktyg och exakt kirurgisk teknik.

7. Betydelsen av kommunikation :
Det är mycket viktigt att informera patienterna om de potentiella risker som är förknippade med kirurgi. Öppen kommunikation bidrar till att hantera förväntningar och säkerställa att patienten är välinformerad innan han eller hon ger sitt samtycke.

Även om maxillofacial kirurgi i allmänhet är säker, kan neurologiska komplikationer uppstå. En grundlig förståelse av anatomin, noggrann kirurgisk teknik och lämplig hantering av komplikationer kan bidra till att minimera dessa risker och säkerställa bästa möjliga resultat för patienten.

Vaskulära komplikationer och blödning

Maxillofacial kirurgi innebär, på grund av dess närhet till viktiga vaskulära strukturer, en risk för vaskulära och hemorragiska komplikationer. Att förstå dessa komplikationer och veta hur de ska hanteras är avgörande för att garantera patientsäkerheten.

1. Ansiktets vaskulära vävnad :
Ansiktet genomströmmas av ett rikt kärlnätverk, huvudsakligen av de yttre halspulsådrorna och deras grenar. Varje snitt eller manipulation i denna region kräver särskild försiktighet för att undvika att skada dessa kärl.

2. Vaskulära komplikationer :
Dessa kan uppträda i form av trombos, emboli eller aneurysm. Dessa komplikationer kan bero på vaskulära skador under operationen eller postoperativt.

3. Blödning :
Blödning är en av de vanligaste komplikationerna vid maxillofacial kirurgi. Den kan uppstå under eller efter operationen. Allvarlig blödning kan leda till livshotande hemorragisk chock.

4. Förebyggande och behandling av blödningar :
- **Under** operationen: God sikt över operationsområdet, användning av exakta instrument och noggrann koagulering av blodkärlen bidrar alla till att minimera risken för blödning.
- **Postoperativt**: Noggrann övervakning är nödvändig för att tidigt upptäcka tecken på blödning, t.ex. bildning av ett hematom, tilltagande smärta eller lågt blodtryck. Behandlingen kan kräva operation för att stoppa blödningen och dränera hematomet.

5. Andra komplikationer i samband med blödning :
- **Hematom**: Ansamling av blod i ett operationsområde. Det kan krävas kirurgisk evakuering om det är stort eller om det utövar tryck på vitala strukturer.
- **Fördröjd blödning**: Detta kan inträffa flera dagar efter operationen, ofta som en följd av inflammation eller infektion.

6. Vikten av förberedelser:
Före varje operation är det viktigt att ta en fullständig medicinsk anamnes för att identifiera patienter med ökad risk för blödning, t.ex. de som tar antikoagulantia eller har blödningsrubbningar.

7. Samarbete med andra specialister:
I komplexa fall kan samarbete med kärlspecialister eller interventionsradiologer vara nödvändigt för att bedöma, förebygga och hantera kärlkomplikationer.

Maxillofacial kirurgi är trots sina utmaningar fortfarande en specialitet där riskerna för vaskulära och hemorragiska komplikationer kan minskas avsevärt med rätt utbildning och noggrann uppmärksamhet på detaljer. Tydlig kommunikation med patienten om riskerna och noggranna förberedelser är avgörande för att säkerställa optimala resultat.

Hantering av atypiska fall

Även om maxillofacial kirurgi är ett mycket specialiserat område omfattar det en mängd olika fall, vissa rutinmässiga och andra tydligt atypiska. De senare utgör ofta en utmaning för det medicinska teamet när det gäller diagnos, planering och kirurgiska ingrepp.

1. Att känna igen atypicitet :
Detta är den första utmaningen. Ett atypiskt fall kan ha ovanliga symtom, sällsynta kliniska presentationer eller komplexa samsjukligheter som förändrar den traditionella kliniska bilden. Ibland är det en kombination av faktorer som gör ett fall unikt.

2. Diagnostisk metod :
En korrekt diagnos är hörnstenen i hanteringen av alla

medicinska fall. I atypiska situationer kan detta kräva ytterligare undersökningar, användning av avancerade diagnostiska test eller till och med konsultation med experter inom relaterade områden.

3. *Kirurgisk planering :*
Ett atypiskt fall kan ofta kräva ett anpassat eller personligt kirurgiskt tillvägagångssätt. Detta kan innefatta användning av icke-traditionella tekniker eller utrustning, eller modifiering av standardprocedurer för att passa den specifika situationen.

4. *Hantera förväntningar:*
Patienter med atypiska fall kan ha olika förväntningar på resultat, återhämtningstid och eventuella komplikationer. Tydlig kommunikation är avgörande för att säkerställa förståelse och informerat samtycke.

5. *Tvärvetenskapligt stöd :*
Atypiska fall gynnas ofta av tvärvetenskaplig hantering, där olika specialister arbetar tillsammans för att ge bästa möjliga vård. Till exempel kan en patient med en komplex medfödd missbildning kräva expertis från en ortodontist, en plastikkirurg och en maxillo-facial kirurg.

6. *Postoperativ granskning:*
Atypiska fall kan ha oförutsägbara postoperativa förlopp. Noggrann övervakning, regelbundna kontroller och, ibland, ytterligare ingrepp kan krävas för att säkerställa optimal återhämtning.

7. *Fortlöpande utbildning och kunskapsutbyte:*
Varje atypiskt fall erbjuder en möjlighet att lära. Det är viktigt för maxillo-faciala kirurger att hålla sig uppdaterade om den senaste forskningen, teknikerna och teknologierna. Att dela med sig av sina erfarenheter till det medicinska samfundet kan dessutom hjälpa andra yrkesgrupper som står inför liknande situationer.

Även om atypiska fall inom maxillofacial kirurgi kan innebära ytterligare utmaningar, erbjuder de också en unik möjlighet till professionell utveckling, innovation och förbättrad patientvård. Ett holistiskt, tvärvetenskapligt och patientcentrerat tillvägagångssätt är nyckeln till framgång när det gäller att hantera dessa unika situationer.

Kapitel 26

LIVET EFTER OPERATIONEN: LÅNGSIKTIG UPPFÖLJNING

Upprätta regelbundna
övervakningsprotokoll

Postoperativ uppföljning är en viktig del av vården inom maxillofacial kirurgi. Den säkerställer inte bara korrekt läkning, utan identifierar även komplikationer i ett tidigt skede, optimerar estetiska och funktionella resultat och stärker förtroendet mellan patienten och det medicinska teamet. Det är därför viktigt att införa strukturerade och systematiska uppföljningsprotokoll.

1. Mål för uppföljningen :
Huvudsyftet med regelbunden uppföljning är att bedöma återhämtningen, upptäcka eventuella komplikationer, säkerställa att patienten är nöjd och göra justeringar eller ytterligare insatser vid behov.

2. Första postoperativa konsultationen :
Denna konsultation äger i allmänhet rum några dagar efter operationen. Det ger möjlighet att bedöma den initiala läkningen, att säkerställa att patienten följer de postoperativa instruktionerna och att svara på eventuella frågor eller funderingar.

3. Besöksfrekvens :
Besöksfrekvensen beror på vilken typ av operation det gäller. Vissa operationer kräver besök varje vecka i början, sedan varje månad, medan andra kanske bara kräver en eller två kontroller.

4. Särskilda bedömningar :
Beroende på typ av ingrepp kan särskilda bedömningar krävas, t.ex. röntgen, skanning, muskelfunktionstest eller estetiska bedömningar.

5. Uppföljningens varaktighet :
Uppföljningsperioden varierar beroende på ingreppet. Vissa

ingrepp, t.ex. tandutdragningar, kan kräva en uppföljning på några veckor till några månader, medan mer komplicerade ingrepp, t.ex. ansiktsrekonstruktion, kan kräva en uppföljning på flera år.

6. Kommunikation med annan hälso- och sjukvårdspersonal :

Maxillo-faciala kirurger arbetar ofta i samarbete med andra specialister. Regelbunden och omfattande kommunikation med dessa yrkesgrupper är avgörande för en holistisk patientvård.

7. Journalhantering :
Det är viktigt att föra korrekta och detaljerade journaler för varje patient, inklusive anteckningar från varje konsultation, fotografier, testresultat och all annan relevant information.

8. Fortlöpande patientutbildning:
Uppföljning är också ett tillfälle för fortlöpande patientutbildning om hemvård, förebyggande av komplikationer och allmänt hälsofrämjande.

9. Översyn av protokoll :
Uppföljningsprotokoll bör ses över regelbundet för att säkerställa att de återspeglar aktuell bästa praxis och tillgodoser patienternas föränderliga behov.

Att implementera regelbundna uppföljningsprotokoll inom maxillofacial kirurgi är avgörande för att optimera patientresultaten och minimera komplikationerna. Ett systematiskt, individanpassat och patientfokuserat tillvägagångssätt säkerställer vård av hög kvalitet och tillfredsställande resultat.

Hantering av långsiktiga problem eller sena komplikationer

Maxillofacial kirurgi är, trots sin komplexitet och exakta interventionsnivå, inte undantagen från långsiktiga komplikationer eller sena problem. Oavsett om det är en oväntad efterverkan eller en bieffekt av en operation är långtidsuppföljning avgörande för att säkerställa patientens välbefinnande och att ingreppet blir framgångsrikt.

1. Typ av långsiktiga komplikationer :
Komplikationerna kan variera beroende på den ursprungliga operationens karaktär. De kan omfatta deformiteter, leddysfunktion, kronisk smärta, hypertrofiska ärr eller ocklusionsproblem.

2. Regelbunden uppföljning :
Även efter den omedelbara postoperativa perioden är det viktigt att ha uppföljande konsultationer för att övervaka läkningsprocessen och se till att inga latenta problem uppstår.

3. Pågående rehabilitering:
Vissa patienter kan behöva långvarig rehabilitering, särskilt för att återfå normal muskelfunktion eller för att hantera ihållande smärta. Samarbete med fysioterapeuter, logopeder och andra specialister kan vara nödvändigt.

4. Upprepad operation :
I vissa fall kan tyvärr en sekundär operation vara nödvändig för att korrigera problem som bara har manifesterat sig på lång sikt.

5. Rådgivning och utbildning av patienter :
Det är viktigt att informera patienten om tecken på potentiella komplikationer så att de kan känna igen dem

och snabbt söka råd. Det kan handla om smärta, förändringar i känsel eller rörlighet eller synförändringar.

6. Psykologisk behandling :
De långsiktiga effekterna av maxillofacial kirurgi är inte bara fysiska. Den psykologiska komponenten kan vara lika viktig. Vissa patienter kan ha svårt att anpassa sig till sitt nya utseende eller hantera traumat efter en större operation. Psykologiskt stöd kan vara avgörande i dessa fall.

7. Förebyggande åtgärder :
Det bästa sättet att hantera långsiktiga komplikationer är att förebygga dem. Noggrann kirurgisk planering, oklanderlig teknik och noggrann postoperativ uppföljning kan avsevärt minska risken för sena problem.

8. Forskning och återkoppling :
För att kontinuerligt kunna förbättra procedurer och tekniker är det viktigt att samla in data om långsiktiga komplikationer. Denna feedback kan bidra till att förfina kirurgiska tekniker, förbättra kirurgutbildningen och vägleda framtida forskning inom området.

Hanteringen av långsiktiga problem eller sena komplikationer vid maxillofacial kirurgi kräver en heltäckande strategi som omfattar medicinsk uppföljning, rehabilitering, psykologiskt stöd och patientutbildning. Ett proaktivt, patientcentrerat tillvägagångssätt säkerställer bästa möjliga resultat och patienternas långsiktiga välbefinnande.

Psykologiskt stöd och social återintegrering

Maxillofacial kirurgi, som disciplin, är inte begränsad till den fysiska och funktionella restaureringen av ansikte och mun. Den har också djupgående konsekvenser för patientens psyke, eftersom ansiktet är en återspegling av identitet och självkänsla. Efter en operation kan patienten ställas inför en mängd psykologiska och sociala utmaningar, vilket är anledningen till att det är så viktigt att ge omfattande vård för att hjälpa dem att återintegreras i samhället.

1. Den psykologiska effekten av en operation :
En fysisk förändring, även om den är önskad eller nödvändig, kan leda till en period av anpassning för patienten. Frågor som rör identitet, självkänsla och självuppfattning kan störas, vilket leder till känslor av sorg, förvirring eller till och med sorg.

2. Terapeutiskt stöd :
Terapi med en psykolog eller psykiater kan vara avgörande för att hjälpa patienten att navigera under denna svåra period. Hjälpen kan inriktas på problem som depression, ångest eller posttraumatisk stress.

3. Stödgrupper:
Stödgrupper är en plats där patienter kan dela med sig av sina erfarenheter, lära av varandra och stödja varandra. Dessa interaktioner kan ofta bidra till att normalisera deras känslor och försäkra dem om att de inte är ensamma i sin kamp.

4. Förberedelse för social återintegrering :
Omgivningens reaktioner på patientens postoperativa utseende kan variera. Vissa patienter kan vara rädda för att bli dömda, stigmatiserade eller isolerade.

Informationsmöten, coachning eller social simulering kan hjälpa till att förbereda patienten för dessa interaktioner.

5. Rehabiliteringsprogram :
Skräddarsydda program för att hjälpa patienten att återfå yrkesfärdigheter, återgå till arbetet eller återuppta sina vanliga aktiviteter kan vara till nytta.

6. Patientens omgivning :
Det är viktigt att involvera patientens familj och nära vänner i återhämtningsprocessen. Att stötta dem och informera dem om vad de kan förvänta sig och hur de kan hjälpa patienten kan göra hela skillnaden.

7. Acceptans och självkänsla:
Det är viktigt att arbeta med patienten för att hjälpa dem att acceptera och älska sitt nya utseende, erkänna deras inneboende värde och stärka deras självförtroende.

8. Långsiktig uppföljning :
Social återintegrering och psykologiskt stöd upphör inte när patienten lämnar sjukhuset. Regelbunden uppföljning, psykologiska undersökningar och kontrollpunkter kan hjälpa till att identifiera och hantera eventuella problem.

Maxillofacial kirurgi slutar inte i operationssalen. För att säkerställa verklig läkning och framgångsrik återintegrering är det viktigt att ta hänsyn till patientens psykologiska och sociala välbefinnande. Genom att anta ett holistiskt, patientcentrerat synsätt kan vårdpersonal verkligen förändra livet för dem de vårdar.

Kapitel 27

PATIENTSÄKERHET OCH RISKHANTERING

Säkerhetsprotokoll i operationssalen

Operationssalen är platsen för komplexa och exakta medicinska ingrepp, särskilt inom området maxillofacial kirurgi. I denna miljö är patientsäkerheten av yttersta vikt, vilket gör strikta, väldefinierade protokoll nödvändiga.

Från det ögonblick patienten kommer in i rummet är varje steg planerat för att eliminera alla möjligheter till fel. Kontrollen av patientens identitet är minutiös och säkerställer att rätt procedur utförs på rätt patient. När detta har bekräftats förbereds och desinficeras operationsområdet med största omsorg, samtidigt som patientens komfort garanteras.

Den utrustning som används kontrolleras noggrant. Från steriliserade instrument till livsuppehållande maskiner - varje verktyg har sitt eget säkerhetsprotokoll. Att anestesiapparaterna fungerar korrekt är till exempel avgörande för att säkerställa en smidig operation.

Kommunikation är grundbulten för säkerheten i operationssalen. Det kirurgiska teamet för en ständig dialog och delar med sig av viktig information i realtid. Redan före det första snittet bekräftar kirurgen vilken procedur som ska följas, vilket säkerställer att varje medlem i teamet har rätt förväntningar och ansvarsområden.

Under operationen övervakas patienten hela tiden. Vitalparametrarna övervakas kontinuerligt och varje avvikelse, hur liten den än är, rapporteras och behandlas omedelbart. Detta innebär att alla oförutsedda händelser kan förutses och hanteras effektivt.

Operationssalen är också en plats där hygien är av yttersta vikt. Aseptiska rutiner tillämpas rigoröst för att undvika kontaminering eller infektion. Teammedlemmarna är klädda i sterila kläder och följer strikta regler för handtvätt och användning av handskar.

Efter operationen förflyttas patienten försiktigt till ett uppvakningsrum där han eller hon övervakas noga för att säkerställa en säker återhämtning från narkosen. Kirurgen går sedan igenom detaljerna i ingreppet med patienten och dennes familj och ser till att allt är förstått och att den postoperativa vårdplanen är tydligt fastställd.

Denna ständiga omsorg om säkerheten, som är förankrad i varje steg av operationen, återspeglar maxillofacialkirurgins obevekliga engagemang för sina patienters välbefinnande.

Hantering av incidenter och negativa händelser

Maxillo-facial kirurgi, liksom alla medicinska specialiteter, är inte immuna mot incidenter eller negativa händelser. Även om dessa situationer är sällsynta krävs en proaktiv, metodisk och transparent hantering för att garantera patientsäkerheten och upprätthålla allmänhetens förtroende för hälso- och sjukvårdssystemet.
När en incident inträffar är den omedelbara prioriteringen att säkerställa patientens stabilitet och välbefinnande. Det medicinska teamet sätter in alla resurser och färdigheter som krävs för att stabilisera situationen, korrigera avvikelsen och förhindra ytterligare skador.

Efter en incident inleds systematiskt en intern utredning för att fastställa orsakerna. Detta tillvägagångssätt är en del av en strävan att ständigt förbättra vårdkvaliteten. De berörda yrkesgrupperna uppmuntras att dela med sig av sina iakttagelser och analyser utan rädsla för repressalier, eftersom det är genom att identifiera fel som de kan undvikas i framtiden.

Ett viktigt inslag i incidenthanteringen är öppen kommunikation med patienter och deras familjer. De måste informeras om incidentens art, de åtgärder som vidtagits för att åtgärda den och de möjliga konsekvenserna för deras hälsa. Detta ärliga och öppna förhållningssätt stärker förtroendet mellan patienten och vårdteamet.

Samtidigt finns rapporteringsprotokoll på plats för att varna relevanta tillsyns- och yrkesorgan. Dessa rapporter är nödvändiga för att övervaka trender, identifiera återkommande risker och utveckla förebyggande strategier på nationell nivå.

När analysen är klar införlivas lärdomarna från incidenten i den fortlöpande utbildningen av våra team. Workshops, simuleringar och utbildningskurser anordnas för att säkerställa att alla medarbetare är väl rustade att förutse och hantera den här typen av situationer.

Slutligen baseras genomförandet av korrigerande åtgärder ofta på ett tvärvetenskapligt tillvägagångssätt. Oavsett om det handlar om att justera protokoll, uppdatera utrustning eller se över arbetsmetoder är varje förändring utformad för att förbättra säkerheten och kvaliteten på insatserna.

Incidenthantering inom maxillo-facial kirurgi är därför en strukturerad, patientcentrerad och framåtblickande process. Den återspeglar specialitetens åtagande att tillhandahålla vård av högsta kvalitet, även under de mest oförutsedda omständigheter.

Främjande av en säkerhetskultur inom teamet

I den dynamiska och ofta oförutsägbara värld som maxillofacial kirurgi utgör är patientsäkerhet av största vikt. Säkerhet är mer än bara en rad protokoll och riktlinjer, det är en sinnesstämning, en kultur. För att främja denna kultur inom ett medicinskt team krävs en multifaktoriell strategi som fokuserar på samarbete, utbildning och empowerment.

För det första är det viktigt att inse att varje medlem i teamet, oavsett om det är en kirurg, sjuksköterska, narkosläkare eller tekniker, har en unik expertis och ett unikt perspektiv. Genom att främja en miljö där varje röst hörs och värdesätts uppmuntras återkoppling, särskilt om eventuella problem eller avvikelser. Målet är att skapa ett förtroendefullt klimat där rädslan för repressalier eller dömande inte hindrar kommunikationen.

Fortlöpande utbildning är också en grundpelare i denna kultur. Medicinska framsteg, ny teknik och feedback från tidigare incidenter måste regelbundet införlivas i utbildningsprogrammen. Simuleringar, praktiska workshops och genomgångar av verkliga fall hjälper till att förbereda teamet för dagliga utmaningar, samtidigt som säkerhetsreflexerna stärks.

Ansvarstagande är en annan viktig faktor. Varje medlem i teamet måste förstå sin roll i säkerhetskedjan och vara medveten om hur deras handlingar påverkar patienten och deras kollegor. Utvärderings- och feedbacksystem, formella eller informella, kan bidra till att förstärka detta individuella och kollektiva ansvar.

Dessutom har införandet av checklistor, som till stor del inspirerats av luftfarten, visat sig vara effektivt för att säkerställa att alla kritiska steg i ett förfarande följs. Förutom att vara praktiska verktyg är dessa checklistor också ständiga påminnelser om vikten av noggrannhet och systematisering när det gäller säkerhet.

Det är också viktigt att fira framgångar och förbättringar. Att erkänna och värdesätta god praxis och individuella eller kollektiva initiativ som förbättrar säkerheten bidrar till att förankra denna kultur inom teamet.

Slutligen går en säkerhetskultur hand i hand med en kultur av ständiga förbättringar. Detta innebär regelbundet ifrågasättande, anpassningsförmåga inför nya uppgifter och en ständig önskan att göra bättre, för patientens och hela teamets välbefinnande.

Att främja en säkerhetskultur inom maxillo-facial kirurgi är en ständigt pågående process som bygger på samarbete, utbildning, ansvarstagande och öppen kommunikation. Genom att sätta säkerheten i centrum för allt vi gör kan teamet ge bästa möjliga vård.

Andas in och förbered dig nästa generation sjuksköterskor

Framtiden för sjukvården vilar på axlarna på nästa generation av medicinsk personal, och maxillofaciala sjuksköterskor har en viktig roll att spela i detta landskap. Att inspirera och förbereda denna nya våg av entusiaster är ett viktigt uppdrag som kombinerar mentorskap, utbildning, praktisk erfarenhet och personlig utveckling.

Till att börja med är det viktigt att visa dessa framtida yrkesutövare vilken verklig och påtaglig inverkan de kan ha på patienternas liv. Berättelser från verkliga livet, patientutlåtanden och feedback från erfarna sjuksköterskor kan fungera som konkreta exempel och visar inte bara yrkets utmaningar utan också de känslomässiga belöningar som det erbjuder.

Mentorskap är en hörnsten i utbildningen. Att ha en guide, en förtrogen, någon som delar med sig av sina kunskaper och erfarenheter är ovärderligt för en ung sjuksköterska. Mentorer kan hjälpa till att vägleda en karriär, utveckla kliniska färdigheter och navigera i yrkets känslomässiga och etiska komplexitet.

Formell utbildning är naturligtvis fortfarande kärnan i förberedelserna. Utbildningsprogrammen måste ständigt uppdateras för att återspegla medicinska framsteg, ny teknik och aktuell bästa praxis. Dessutom ger praktisk utbildning, genom praktik och simuleringar, studenterna möjlighet att bekanta sig med den verkliga miljön i en operationssal eller på en vårdavdelning.
Personlig utveckling är också viktigt. Sjuksköterskor inom maxillofacial kirurgi ställs ofta inför stressiga, känslomässigt laddade situationer och behöver visa prov på motståndskraft, empati och kommunikationsförmåga. Workshops och utbildningskurser med fokus på välbefinnande, stresshantering och effektiv kommunikation är alla verktyg som förbereder dessa sjuksköterskor för att möta de känslomässiga utmaningar som deras yrke innebär.

För att inspirera måste vi också visa på mångfalden av möjligheter. Maxillofacial kirurgi är visserligen specialiserad men erbjuder en mängd olika karriärvägar, oavsett om det gäller forskning, utbildning, ledning eller specialiserad klinisk verksamhet.

Slutligen är det viktigt att odla en känsla av att tillhöra en gemenskap. Genom att uppmuntra deltagande i yrkesföreningar, konferenser och nätverksevenemang får unga sjuksköterskor en bredare syn på sin roll och knyts till en sammansvetsad, stödjande gemenskap.

Att utbilda nästa generations sjuksköterskor inom maxillofacial kirurgi innebär att investera i framtidens sjukvård, säkerställa en högkvalitativ vård för patienterna och fortsätta att driva denna spännande specialitet framåt. Det är ett delat ansvar som kräver engagemang, passion och en vision för framtiden.

Kapitel 28

HANTERING AV SÄRSKILDA FALL

Maxillo-facial kirurgi hos äldre

Med ökad förväntad livslängd och en bättre förståelse för äldres specifika hälsobehov har maxillofacial kirurgi hos denna population blivit ett alltmer relevant ämne. Kirurgi på äldre patienter innebär unika utmaningar och möjligheter och kräver noggrann uppmärksamhet på kliniska, fysiologiska och psykosociala detaljer.

Äldre personer ställs ofta inför komplexa medicinska problem. Deras kroppar har genomgått årtionden av slitage, exponering för olika sjukdomar och fysiologiska förändringar som kan påverka hur de reagerar på kirurgi. Samsjuklighet, t.ex. hjärtsjukdom, diabetes eller högt blodtryck, är vanligt och kan komplicera den pre-, intra- och postoperativa hanteringen.

Åldrandeprocessen påverkar också direkt den maxillofaciala regionen. Benen kan bli skörare eller resorberas, vävnaderna förlorar sin elasticitet och huden blir tunnare. Dessa förändringar kan påverka vilken typ av ingrepp som rekommenderas och förväntningarna på resultatet.

Den psykosociala aspekten får inte försummas. Äldre patienter kan ha funderingar kring sitt utseende, sin identitet och sin livskvalitet efter operationen. Det är viktigt att känna igen och respektera denna oro, samtidigt som man ger lämplig utbildning och emotionellt stöd.

Att kommunicera med äldre patienter kräver ofta ett skräddarsytt tillvägagångssätt. Det kan finnas hinder relaterade till hörsel eller kognitiva brister, eller helt enkelt ökad oro för proceduren. Att skapa en förtroendefull relation är avgörande, liksom att se till att patienten och dennes familj är fullt informerade och känner sig bekväma med den föreslagna behandlingsplanen.

Återhämtningsperioden kan också vara förlängd eller mer komplicerad hos äldre. Det är viktigt att förutse och hantera potentiella komplikationer, säkerställa regelbunden uppföljning och erbjuda rehabilitering som är skräddarsydd efter deras specifika behov.

Ett nära samarbete med andra specialister, som geriatriker, kardiologer eller narkosläkare, är ofta nödvändigt för att säkerställa en fullständig och säker vård. Dessa multidisciplinära team gör det möjligt att ta itu med de särskilda utmaningar som äldre patienter står inför ur alla synvinklar.

Maxillofacial kirurgi på äldre är en rik och komplex specialitet. Det kräver medicinsk expertis, en djup förståelse för åldersrelaterade förändringar och ett humant, empatiskt förhållningssätt. Belöningarna är dock enorma, eftersom det ger denna befolkning möjlighet att förbättra sin livskvalitet, självkänsla och allmänna hälsa.

Vård av patienter med särskilda behov (funktionshinder, samsjuklighet)

Maxillofacial kirurgi, liksom andra medicinska specialiteter, kräver ett individuellt tillvägagångssätt, särskilt när det gäller att behandla patienter med specifika behov. Dessa patienter kan ha fysiska eller psykiska funktionsnedsättningar, samsjuklighet eller andra särdrag som gör deras vård både känslig och nödvändig.

En patient med ett funktionshinder, oavsett om det är synligt som en motorisk funktionsnedsättning eller osynligt som en autistisk spektrumstörning, kräver särskild hänsyn. Det är viktigt att se till att det är lätt att få tillgång till lokalerna, att anpassa utrustningen om det behövs, men också att anpassa kommunikationen så att patienten förstår och känner sig bekväm. Enkla åtgärder, som en teckenspråkstolk eller användning av visuella hjälpmedel, kan göra hela skillnaden.

Samsjuklighet lägger till ytterligare ett lager av komplexitet. En patient med diabetes kan till exempel ha svårt att läka, medan en patient med hjärt-kärlsjukdom kan ha ökade risker i samband med anestesi. Samarbete med andra specialister, som endokrinologer, kardiologer eller nefrologer, är ofta nödvändigt för att utveckla en säker och effektiv behandlingsplan.

Fortlöpande utbildning av medicinsk och paramedicinsk personal är avgörande för att säkerställa att de är väl rustade att möta dessa patienters behov. Detta omfattar inte bara medicinsk utbildning, utan även utbildning i kommunikation, psykologi och sociologi för att bättre förstå och tillgodose patienternas behov.

Nyckeln är aktivt lyssnande och medkänsla. Det är viktigt att känna igen och bekräfta varje patients oro och behov, och att sträva efter att ge patientcentrerad vård som tar hänsyn till hela människan.

Tekniken spelar också en viktig roll. Användningen av anpassad utrustning, specialiserade applikationer för att underlätta kommunikation eller innovativa kirurgiska tekniker kan avsevärt förbättra kvaliteten på den vård som ges.

Att ta hand om patienter med särskilda behov inom maxillofacial kirurgi är inte bara en fråga om medicinsk kompetens. Det är en helhetssyn som kräver empati, tvärvetenskaplighet och en ständig önskan att anpassa och förbättra vården för att möta behoven hos varje enskild individ.

Patienter med tidigare anamnes på operation eller behandling

En patients kirurgiska historia eller behandlingshistoria är ofta avgörande när man planerar och utför ingrepp inom maxillofacial kirurgi. Noggrann kunskap om denna historia hjälper inte bara till att förutse potentiella utmaningar, utan också att förebygga potentiella komplikationer.

När en patient har genomgått en tidigare operation i maxillofacialregionen kan det innebära att anatomiska strukturer har modifierats eller till och med förändrats. Vävnadsärr kan till exempel begränsa hudens elasticitet eller hindra åtkomst till vissa områden. På samma sätt kan redan existerande bentransplantat eller implantat påverka hur en ny operation planeras och utförs.

Patienter som har genomgått behandlingar som strålbehandling kan dessutom ha förändrade vävnader som läker annorlunda och är mer mottagliga för infektioner. Strålbehandling, särskilt i huvud- och halsregionen, kan leda till minskad vaskularisering av vävnaden, vilket gör bestrålade områden mer sårbara.

Det är också viktigt att ta hänsyn till eventuella läkemedel som patienten kan ha tagit eller fortfarande tar, eftersom dessa kan påverka svaret på anestesi, blodkoagulation och läkningsförmåga. Patienter som tar antikoagulantia kan till exempel behöva särskild behandling för att minimera risken för blödning.

Dialog med patienten är nödvändig för att få en fullständig sjukdomshistoria. Tidigare journaler, röntgenbilder, operationsrapporter och alla andra relevanta dokument måste granskas noggrant.

Tvärvetenskapligt samarbete med andra specialister som har behandlat patienten tidigare är också fördelaktigt. De kan ge värdefull information om arten och resultaten av tidigare ingrepp eller behandlingar, samt rekommendationer för nästa steg.

Att ta hand om en patient som tidigare genomgått käkkirurgi eller behandling kräver noggrannhet, information och samarbete. Varje patient är unik, och historiken kring patientens hälsa och tidigare behandlingar är ett viktigt kapitel för att garantera optimal och säker vård för framtida operationer.

Kapitel 29

MAXILLO-FACIAL KIRURGI I ETT GLOBALT SAMMANHANG

Skillnader och likheter i vård
runt om i världen

Även om maxillofacial kirurgi grundar sig på universella medicinska principer påverkas den av en mängd olika faktorer runt om i världen, inklusive kulturella, socioekonomiska och utbildningsmässiga faktorer. Samtidigt som man erkänner dessa variationer är det viktigt att notera att det också finns slående likheter i tillvägagångssättet för denna specialitet.

Likheter:

- **Grundläggande principer**: De anatomiska och fysiologiska principer som styr maxillofacial kirurgi är universella. Ben-, muskel-, kärl- och nervstrukturer är konsekventa från en individ till en annan, oavsett plats.

- **Behandlingsmål**: Oavsett sammanhang är huvudsyftet med maxillofacial kirurgi att återställa form och funktion, samtidigt som patientens välbefinnande säkerställs.

- **Utbildning**: Även om utbildningsvägarna kan variera ligger tonvikten i allmänhet på gedigen akademisk och klinisk utbildning. Många institutioner strävar efter att uppfylla internationella standarder.

Skillnaderna:

- **Tillgång till vård**: I utvecklade länder är tillgången till maxillofacial kirurgisk vård ofta mer lättillgänglig tack vare robusta infrastrukturer för hälso- och sjukvård. I vissa utvecklingsregioner kan dock tillgången vara begränsad på grund av ekonomiska eller geografiska begränsningar, eller brist på specialister.

- **Teknik och utrustning** : Avancerad teknik, t.ex. robotassisterad kirurgi och 3D-avbildning, är allmänt tillgänglig i rika länder. Å andra sidan kan dessa innovationer vara utom räckhåll eller begränsade i mindre privilegierade regioner.

214

- **Kulturell och social praxis**: Estetiska normer, religiösa övertygelser och kulturella traditioner kan påverka efterfrågan på specifika ingrepp och hur de uppfattas. I vissa kulturer kan t.ex. ett ärr betraktas som ett tecken på mod, medan det i andra kulturer kan ses som stigmatiserande.
- **Regler och standarder**: Kliniska standarder, behandlingsprotokoll och lagstadgade krav kan variera avsevärt från ett land till ett annat.

Även om maxillofacial kirurgi bygger på universella principer återspeglar tillämpningen och utövandet av denna specialitet ofta den komplexa blandning av kulturella, ekonomiska och utbildningsmässiga influenser som är specifika för varje region i världen. Med globaliseringen och det ökade kunskapsutbytet sker dock en allt större konvergens av standarder och praxis, vilket främjar en bättre vårdkvalitet för alla.

Bidra till internationella medicinska uppdrag

Internationella medicinska uppdrag innebär en möjlighet för sjukvårdspersonal att överskrida gränser, ge vård till dem som behöver det mest och lära sig av olika kulturer och miljöer. Dessa uppdrag kan ta sig många olika uttryck, från insatser vid naturkatastrofer till rekonstruktiv kirurgi och vaccinationsprogram. Så här kan du som privatperson bidra till dessa livsviktiga uppdrag:

- **Utvärdera din kompetens**: Innan du tar steget är det viktigt att du utvärderar din kompetens och erfarenhet. Vissa kan erbjuda kirurgisk expertis, medan andra kan ha kompetens inom hälsoutbildning eller logistik.

215

- **Forskning och val av trovärdiga organisationer:** Det finns många icke-statliga organisationer (NGO) och föreningar som organiserar medicinska uppdrag. Det är viktigt att välja en välrenommerad organisation med dokumenterad erfarenhet av kvalitetsvård och etik.
- **Utbildning och förberedelser:** Det är ofta nödvändigt att genomgå särskild utbildning före avresan. Det kan handla om kurser i tropisk hälsa, akutsjukvård, lokal kultur eller språk.
- **Flexibilitet och anpassningsförmåga:** Att arbeta under förhållanden som skiljer sig från de som råder i din vanliga verksamhet kräver en hög grad av anpassningsförmåga. Resurserna kan vara begränsade och protokollen kan variera.
- **Interkulturellt samarbete:** Respekt för och förståelse av lokala seder, övertygelser och traditioner är avgörande för att skapa ett förtroendefullt förhållande till det lokala samhället och andra teammedlemmar.
- **Långsiktigt åtagande:** Även om vissa uppdrag är kortvariga kan det vara bra att göra ett mer långsiktigt åtagande för att säkerställa kontinuitet i vården och utbildning av lokal personal.
- **Delning och utbildning:** När deltagarna återvänder kan de dela med sig av sina erfarenheter till sina kollegor, vilket ger ett unikt perspektiv och ökar medvetenheten om vikten av omfattande vård.
- **Ekonomiskt stöd eller stöd in natura:** Om du inte kan delta fysiskt i ett uppdrag kan du ändå stödja dessa initiativ genom att ge ekonomiska donationer, tillhandahålla medicinsk utrustning eller delta i insamlingsevenemang.
- **Emotionell förberedelse:** Medicinska uppdrag kan vara både givande och känslomässigt krävande. Det är viktigt att vara mentalt förberedd och att ha stödmekanismer på plats.

- **Etiska normer**: Det är absolut nödvändigt att upprätthålla de högsta etiska normerna och alltid agera i patienternas bästa intresse.

Att bidra till internationella medicinska uppdrag är en berikande upplevelse som inte bara ger möjlighet att hjälpa andra, utan också att lära sig, växa och se världen i ett annat ljus. Med passion och engagemang kan varje individ göra en betydande skillnad.

Förstå skillnader i vård och rättsmedel

Vårdskillnader är ojämlika och orättvisa skillnader i hälsa och hälsovård mellan olika befolkningsgrupper. Dessa skillnader kan baseras på en mängd olika faktorer, inklusive ras, etnicitet, kön, ålder, socioekonomisk nivå, sexuell läggning, geografi och andra sociodemografiska egenskaper. Att förstå och åtgärda dessa skillnader är avgörande för att säkerställa jämlik vård för alla.

1. Erkänna förekomsten av skillnader :
Det är viktigt att erkänna att det finns skillnader. Studier och forskning visar tydligt att vissa grupper får sämre vård på grund av fördomar, stereotyper och systematiska hinder.

2. Utbildning och yrkesutbildning :
Att öka medvetenheten och utbilda medicinsk personal och vårdgivare om befintliga skillnader och deras orsaker kan bidra till att minska omedvetna fördomar. Kulturell utbildning kan hjälpa vårdpersonal att förstå de specifika behoven hos patienter med olika bakgrund.

3. Tillgång till hälso- och sjukvård:
Skillnader är ofta kopplade till tillgänglighet. Det är viktigt att se till att alla har tillgång till vård av hög kvalitet, oavsett om det handlar om att göra tjänster tillgängliga på

landsbygden, minska kostnaderna för låginkomsttagare eller tillhandahålla språktjänster för personer med annat modersmål än engelska.

4. Engagemang i samhället :
Lyssna på och arbeta direkt med berörda samhällen för att förstå deras behov och tillsammans skapa lösningar. Detta kan också bidra till att skapa förtroende mellan vårdgivare och samhällen.

5. Datainsamling och analys :
Det är viktigt att samla in uppgifter om ras, etnicitet, språk och andra sociodemografiska indikatorer. Dessa uppgifter kan användas för att identifiera var skillnader finns och övervaka framstegen med att minska dem.

6. Orienterad sökning :
Främja forskning som fokuserar på minoritetsbefolkningars hälsa och skillnader i hälsa. Detta kan bidra till att utveckla specifika interventioner och informera den offentliga politiken.

7. Sektorsövergripande samarbete :
Arbeta med andra sektorer, såsom utbildning, bostäder, sysselsättning och transport, för att ta itu med de sociala bestämningsfaktorerna för hälsa som bidrar till skillnader.

8. Förespråkande :
Hälso- och sjukvårdspersonal och institutioner kan spela en ledande roll när det gäller att förespråka rättvis politik, oavsett om det är på lokal, nationell eller internationell nivå.

9. Resurser och finansiering :
Tilldela resurser och finansiering specifikt för att ta itu med skillnader i hälsa. Detta kan omfatta bidrag till forskning, samhällsprogram eller utbildningsinitiativ.

10. Kontinuerlig utvärdering :
Regelbunden övervakning och utvärdering av framstegen är avgörande för att se till att skillnaderna verkligen minskar.

För att komma till rätta med skillnaderna i vården krävs en samlad, flerdimensionell insats från alla intressenter inom hälso- och sjukvårdssektorn. Varje steg som tas för att minska dessa ojämlikheter för samhället närmare ett verkligt rättvist hälso- och sjukvårdssystem för alla.

Kapitel 30

ETISKA FRÅGOR OCH SAMHÄLLELIGA FRAMSTEG

Hantera fall där patientens förväntningar skiljer sig från den medicinska rådgivningen

När en patients förväntningar avviker från medicinska råd eller rekommendationer kan det leda till komplexa och känsliga situationer. Det är viktigt att hantera dessa skillnader med lyhördhet, respekt och professionalism. Här följer ett tillvägagångssätt för att hantera dessa situationer:

1. Aktivt lyssnande :
Börja alltid med att lyssna på patienten, utan att avbryta. Att förstå var patienten kommer ifrån, deras rädsla, oro och förväntningar är grundläggande för att skapa en dialog.

2. Ställ öppna frågor:
Uppmuntra till diskussion genom att ställa frågor som uppmuntrar patienten att uttrycka sina känslor, farhågor och önskemål, t.ex. "Kan du berätta mer om dina farhågor?"

3. Bekräfta patientens känslor:
Även om du inte håller med är det viktigt att bekräfta patientens känslor. Du kan till exempel säga: "Jag förstår varför du känner så..."

4. Förtydliga era rekommendationer:
Återge dina professionella åsikter tydligt och enkelt och förklara de bakomliggande orsakerna till din rekommendation. Använd bevis och data för att stödja din åsikt.

5. Ta itu med farhågor och myter:
Patienten kan ha felaktig information eller förutfattade meningar. Ta upp dessa frågor på ett taktfullt sätt och ge tydlig och saklig information.

6. Förklara risker och fördelar:
Se till att patienten förstår fördelarna och nackdelarna, riskerna och fördelarna med varje alternativ.

7. Erbjud alternativ, om möjligt :
Om det är medicinskt lämpligt, diskutera alternativ eller kompromisser som kan tillfredsställa både patienten och de medicinska normerna.

8. Uppmuntra till ett andra utlåtande:
Om patienten fortfarande är tveksam eller osäker, föreslå att han eller hon inhämtar en andra bedömning. Detta kan öka patientens förtroende för beslutsprocessen.

9. Se till att patienten ger sitt informerade samtycke:
Om patienten väljer att gå en annan väg än den du rekommenderat ska du se till att patienten förstår konsekvenserna av sitt beslut och dokumentera det.

10. Dokumentera samtalet:
Gör detaljerade anteckningar om vad som diskuterades, inklusive patientens farhågor och de rekommendationer som gavs.

11. Uppföljning:
Erbjud dig att följa upp med patienten efter en tid för att se hur det går och diskutera eventuella ytterligare problem.

12. Fundera över din egen kommunikation:
Det är alltid bra att reflektera över hur du kommunicerar med patienter. Leta efter sätt att ständigt förbättra kommunikationen för att göra den så tydlig och empatisk som möjligt.

För att hantera dessa skillnader krävs en kombination av empati, lyssnande, utbildning och samarbete. Syftet är att säkerställa att patienterna får lämplig vård samtidigt som deras autonomi och personliga val respekteras.

Medicinska beslut i specifika kulturella eller religiösa sammanhang

Att navigera i det medicinska landskapet kräver en djup lyhördhet och förståelse för patienternas kulturella och religiösa bakgrund. Dessa övertygelser och sedvänjor kan påverka hur patienterna uppfattar sjukdom, behandling, död och vårdpersonalens roll. Här följer en genomgång av utmaningarna och rekommenderade tillvägagångssätt i dessa situationer:

Världen är en komplex mosaik av kulturer, traditioner och trosuppfattningar. Varje kultur och religion för med sig en rik väv av ritualer, sedvänjor och värderingar som ofta kan spela en avgörande roll för hur människor ser på sin hälso- och sjukvård.

Föreställ dig en muslimsk patient som under den heliga månaden Ramadan väljer att fasta från soluppgång till solnedgång. Detta beslut kan få konsekvenser för administreringen av läkemedel, hanteringen av blodsockernivåer eller till och med schemaläggningen av operationer. Eller tänk på Jehovas vittnen, vars tro förbjuder blodtransfusioner, vilket innebär unika utmaningar inom kirurgi eller onkologi.

För vårdpersonalen är det första steget att känna igen och bekräfta dessa skillnader. Empati är nyckeln. Det handlar inte bara om att förstå vad patienten känner, utan också varför de känner det. Att ta sig tid att ställa frågor, lyssna noga och skapa ett utrymme där patienten känner sig respekterad och hörd är avgörande.

Men att lyssna är bara halva ekvationen. Utbildning spelar också en viktig roll. I vissa fall kan det vara möjligt att hitta en kompromiss som respekterar patientens övertygelse och samtidigt garanterar deras säkerhet. Kan man till exempel ändra medicineringen under Ramadan, eller använda alternativ till blodtransfusioner för Jehovas vittnen?

Det finns också tillfällen då medicin och kulturella eller religiösa övertygelser kan komma i direkt konflikt med varandra. I sådana fall är det viktigt med tydlig, ärlig och

224

respektfull kommunikation. Det är viktigt att se till att patienten (eller dennes familj) till fullo förstår de risker och fördelar som är förknippade med varje beslut.

Det kan också vara bra att samarbeta med lokala eller religiösa ledare. Dessa personer kan erbjuda värdefulla insikter, hjälpa till att medla och ge patienten andligt stöd.

Att fatta medicinska beslut i specifika kulturella eller religiösa sammanhang är en delikat balansgång. Det kräver flexibilitet, tålamod, respekt och, framför allt, ödmjukhet. I denna balansgång är det viktigt att komma ihåg att varje patient är unik, med sin egen historia, sina egna övertygelser och sina egna behov. Och det är genom att erkänna och respektera denna individualitet som vårdpersonalen kan erbjuda bästa möjliga vård.

Etiken kring kosmetisk kirurgi för icke-medicinska ändamål

Kosmetisk kirurgi, en gren av plastikkirurgin, har länge varit föremål för etisk debatt, särskilt när den utövas i icke-medicinska syften. Ökningen av kosmetisk kirurgi i en värld där utseendet spelar en nyckelroll belyser komplexa frågor om individuell autonomi, identitet, samhälleliga påtryckningar och gränserna för medicin.

Följ med mig på en resa genom den nyanserade världen av etisk reflektion:
Kärnan i debatten är idén om autonomi. Har individer rätt att förändra sina kroppar som de vill, även om det inte är medicinskt nödvändigt? De flesta etiker skulle hävda att ja, vuxna har rätt att fatta välgrundade beslut om sina egna kroppar, så länge det inte skadar andra.

225

Men här får ordet "informerad" en avgörande betydelse. Informerat samtycke handlar inte bara om att förstå de medicinska riskerna, utan också om att vara medveten om underliggande motiv, potentiellt orealistiska förväntningar och påverkan från samhälleliga normer. Om en person vill genomgå en operation på grund av sociala påtryckningar eller låg självkänsla, är beslutet då verkligen självständigt?

Vilket för oss till en annan viktig punkt: estetiska normer formas i stor utsträckning av kultur, samhälle och media. I ett samhälle som är besatt av ungdom och skönhet, kan vi då säga att önskan om ett ingrepp verkligen är ett fritt val, eller är det en produkt av yttre påverkan och ofta ouppnåeliga normer?
Det finns också en fråga om resurser. I många delar av världen är tillgången till medicinsk vård begränsad. Är det etiskt att använda dyrbara medicinska resurser för icke nödvändiga kosmetiska ingrepp, när andra skulle kunna dra nytta av livsviktig medicinsk vård?

Och så har vi den kommersiella aspekten. Kosmetisk kirurgi är en lukrativ bransch. Hur kan vi vara säkra på att de beslut som fattas av kirurger inte påverkas av ekonomisk vinning? Utnyttjas patienterna, eller är kosmetisk kirurgi helt enkelt ett svar på en legitim marknadsefterfrågan?

Slutligen har vi debatten om själva kärnan i medicinen. I den hippokratiska eden står det: "Först, gör ingen skada". Men vad betyder "skada" i det här sammanhanget? Om en åtgärd förbättrar en persons psykologiska välbefinnande, även om den inte är medicinskt nödvändig, kan den då sägas vara skadlig?

Att navigera i dessa etiska vatten kräver djup reflektion, inte bara av kirurgerna själva, utan också av samhället som helhet. Eftersom kosmetisk kirurgi fortsätter att utvecklas är det absolut nödvändigt att den etiska debatten också utvecklas, med fokus på varje individs välbefinnande, autonomi och värdighet.

Kapitel 31

FRAMTIDSUTSIKTER OCH VISIONER

De kommande utmaningarna för maxillo-facial kirurgi

Maxillofacial kirurgi utvecklas snabbt med betydande tekniska framsteg, men står samtidigt inför ett antal framtida utmaningar. Låt oss ta en närmare titt på några av dessa utmaningar och de tillhörande framtidsutsikterna.

1. Anpassning till ny teknik :
   - **Utmaning:** Framsteg som robotassisterad kirurgi och 3D-utskrift ger nya möjligheter, men kräver också ständig utbildning och anpassning från kirurgernas sida.
   - **Utsikter:** Utbildnings- och certifieringsprogram kommer att behöva utvecklas för att införliva dessa färdigheter och säkerställa att kirurger inte bara är tekniskt kompetenta utan också kan använda de tillgängliga tekniska verktygen fullt ut.
2. Behandling av patienter med komplexa sjukdomar :
   - **Utmaning:** Att hantera patienter med komplex samsjuklighet, t.ex. äldre eller personer med kroniska sjukdomar, kräver ett multidisciplinärt tillvägagångssätt.
   - **Utsikter: Ett** närmare samarbete med andra medicinska specialiteter och en betoning på ett holistiskt synsätt på vården är avgörande.
3. Tillgång till kirurgisk vård :
   - **Utmaning:** Många patienter runt om i världen har inte tillgång till grundläggande kirurgisk vård, ett problem som förvärras i resurssvaga regioner.
   - **Utsikter:** Maxillo-faciala kirurger och yrkesorganisationer måste förespråka en bättre fördelning av resurser och arbeta för att förbättra tillgången till vård i underförsörjda områden.

4. Hantering av patienternas förväntningar :

- **Utmaning:** I takt med att antalet estetiska ingrepp ökar blir det allt viktigare att hantera patienternas förväntningar.
- **Perspektiv:** Tydlig, ärlig kommunikation och patientutbildning om möjliga resultat och risker är grundläggande.

5. Etiska frågor :

- **Utmaning:** Etiska frågor, särskilt när det gäller icke nödvändig kosmetisk kirurgi, kräver noggrann eftertanke och navigering.
- **Perspektiv:** Ett kontinuerligt engagemang för grundläggande etiska principer och en öppen och ärlig diskussion om dessa frågor är absolut nödvändigt.

6. Forskning och utveckling :

- **Utmaning:** Forskningen inom maxillo-facial kirurgi måste fortsätta att utvecklas för att förbättra kirurgiska tekniker och patientresultat.
- **Utsikter:** Ökade investeringar i forskning och utveckling är nödvändiga för att specialiteten ska kunna utvecklas.

7. Utbildning och fortbildning :

- **Utmaning: Det** är viktigt att säkerställa högkvalitativ fortbildning och vidareutbildning för käkkirurger.
- **Perspektiv:** Utbildningsinstitutioner och sjukhus måste åta sig att tillhandahålla högkvalitativa fortbildnings- och vidareutbildningsmöjligheter.
-

Även om maxillofacial kirurgi står inför dessa och andra utmaningar kan proaktiv hantering av dessa frågor och införande av innovationer hjälpa specialiteten att gå framåt och förbättra vården och resultaten för patienter över hela världen.

Sjuksköterskeutbildningens framtid inom denna specialitet

Framtiden för sjuksköterskeutbildningen, särskilt inom specialiteten maxillofacial kirurgi, lovar att bli både dynamisk och ständigt föränderlig. Låt oss ta en titt på de viktigaste trenderna, innovationerna och anpassningarna som vi kan förvänta oss:

1. Simuleringsbaserad utbildning :
Simuleringstekniken har utvecklats snabbt. Utbildningen av sjuksköterskor inom denna specialitet förväntas omfatta fler och fler simuleringssessioner, vilket ger en säker miljö för att öva avancerade färdigheter innan man interagerar med riktiga patienter.

2. Fortbildning och specialisering :
Med den snabba utvecklingen av medicinsk teknik och kirurgiska tekniker kommer sjuksköterskor att behöva delta i fortbildning för att hålla sig uppdaterade. Avancerade utbildningsmoduler eller specialistcertifieringar kan erbjudas.

3. Tvärvetenskaplig strategi :
Vikten av teamcentrerad patientvård kommer att förstärkas. Utbildningen kommer att uppmuntra till ökat samarbete mellan sjuksköterskor, kirurger, narkosläkare, logopeder och annan vårdpersonal.

4. Fokus på mjuka färdigheter :
Förutom kliniska färdigheter kommer större vikt att läggas vid utbildning i kommunikation, empati, stresshantering och etiskt beslutsfattande.

5. Teknik och telemedicin :
I framtiden kommer tekniken sannolikt att integreras mer i vården. Sjuksköterskor kommer att utbildas i att använda

telemedicinska verktyg, patientövervakningsapplikationer och annan ny teknik.

6. Kulturell och etisk utbildning :
Utbildningen kommer att betona vikten av att förstå patienternas olika kulturella, religiösa och individuella perspektiv, och hur dessa kan påverka vården.

7. Forskning och deltagande i evidensbaserad praxis :
Sjuksköterskor kommer att uppmuntras att delta i klinisk forskning och att tillämpa metoder som bygger på solida bevis, och därigenom förbättra vårdstandarden.

8. Hybridinlärning :
Med utvecklingen av e-learningteknik kan vi förvänta oss en kombination av traditionell klassrumsundervisning och e-learning, vilket ger studenterna större flexibilitet.

9. Diversifierade kliniska investeringar :
Praktikmöjligheterna kan sträcka sig längre än till traditionella sjukhus och omfatta specialistkliniker, medicinska uppdrag utomlands och ambulerande vårdcentraler.

10. Förstärkning av ledningens kompetens :
Med tanke på att specialistsjuksköterskor kan få avancerade och ledande roller kan moduler om teamledning, administration och resurshantering integreras.

Den framtida sjuksköterskeutbildningen inom maxillofacial kirurgi kommer att vara rik och varierad och anpassa sjuksköterskorna till patienternas föränderliga behov och det globala medicinska landskapet. Dessa anpassningar kommer att säkerställa högkvalitativ vård, samtidigt som sjuksköterskorna får de färdigheter de behöver för att utvecklas i sina specialistkarriärer.

Vision och ambitioner för optimal vård

I en ständigt föränderlig värld, där medicin och teknik utvecklas i en rasande fart, kan idealet om optimal vård verka som ett rörligt mål. Vår vision om optimal vård bygger dock på tidlösa principer, samtidigt som den omfattar innovation och anpassningsförmåga. Här följer en översikt över visionen och de ambitioner som ligger till grund för varje element:

1. Patientcentrerad :
Varje patient är unik, med individuella behov, värderingar och ambitioner. Optimal vård erkänner och respekterar denna unikhet och sätter patienten i centrum för alla medicinska beslut.

2. Holistiskt synsätt :
Vården får inte begränsas till att behandla en sjukdom eller ett symptom. Den måste omfatta alla aspekter av individen: fysiska, mentala, känslomässiga, sociala och andliga.

3. Universell tillgång :
Alla, oavsett ursprung, ekonomisk situation eller geografiskt läge, ska ha tillgång till hälso- och sjukvård av god kvalitet.

4. Integrering av avancerad teknik :
Även om tekniken inte ensam kan definiera optimal vård, kan den ge ett viktigt bidrag. Integrationen av medicinska innovationer, telemedicin och andra tekniska verktyg kommer att förbättra diagnos, behandling och uppföljning.

5. Fortbildning :
Hälso- och sjukvårdspersonal måste engagera sig i kontinuerligt lärande och se till att deras färdigheter och kunskaper återspeglar aktuell bästa praxis.

6. Öppen och effektiv kommunikation :
Tydlig kommunikation mellan patienter, deras familjer och vårdpersonal är avgörande. Den skapar förtroende, förbättrar följsamheten till behandlingen och uppmuntrar till välgrundat beslutsfattande.

7. Gemensamt beslutsfattande :
Patienterna måste ta ansvar för sin egen hälsa och ha ett nära samarbete med sina vårdgivare i beslutsprocessen.

8. Forskning och innovation :
Optimal vård kräver ett ständigt utforskande av nya metoder, behandlingar och tillvägagångssätt, med stöd av rigorös forskning.

9. Säkerhet :
Patientsäkerheten är av yttersta vikt, med tydliga protokoll för att minimera fel och hantera komplikationer på ett effektivt sätt.

10. Etik och integritet :
All vård måste ges med respekt för människovärdet och med strikt iakttagande av höga etiska normer.

Vår ambition är enkel: att erbjuda varje patient bästa möjliga vård i en miljö som präglas av medkänsla, spetskompetens, innovation och respekt. Genom att alltid ha denna vision i åtanke kan vi navigera genom utmaningarna i den moderna medicinska världen, samtidigt som vi tillhandahåller vård som verkligen höjer det mänskliga tillståndet.

Kapitel 32

PRAKTISKA RÅD OCH RESURSER

Hantera stress och utbrändhet

Att hantera stress och utbrändhet är ett stort problem inom många yrkesområden, särskilt de som är relaterade till hälsa. Ett stort ansvar, långa arbetsdagar och känslomässigt laddade situationer kan snabbt leda till en känsla av utbrändhet. Att känna igen varningssignalerna och implementera proaktiva strategier kan hjälpa till att förebygga och hantera dessa utmaningar.

Symtom :
Utbrändhet sker inte över en natt. Den kommer gradvis och visar sig genom olika symtom:

* **Fysisk:** ihållande trötthet, sömnsvårigheter, huvudvärk eller muskelvärk.
* Känslomässiga: Känslor av isolering, nedstämdhet, cynism eller ökad irritabilitet.
* **Beteende:** Minskad produktivitet, undvikande av arbete, ändrade mat- eller dryckesvanor.

Förvaltningsstrategier :

* **Att sätta gränser: Det** är viktigt att veta hur man säger nej och att definiera tydliga gränser mellan arbete och privatliv. Det kan innebära att du kopplar bort jobbmejlen utanför arbetstid eller tar regelbundna pauser under dagen.
* **Ta hand om dig själv:** Aktiviteter som meditation, yoga, fysisk träning och en balanserad kost kan hjälpa dig att hantera stress.
* **Sociala kontakter: Att** prata med kollegor, vänner eller en terapeut kan ge känslomässigt stöd. Solidaritet och erfarenhetsutbyte kan ge perspektiv och lindring.
* **Ägna dig åt en passion:** Att ha en hobby eller aktivitet utanför jobbet kan hjälpa dig att koppla av och koppla bort stressen på jobbet.

- **Utbildning:** Att delta i kurser om stresshantering eller motståndskraft kan ge verktyg för att hantera svåra situationer.
- **Ta semester: Att** regelbundet ta ledigt för att vila och ladda batterierna är avgörande för att förebygga utbrändhet.
- **Sök hjälp:** Om stressen blir övermäktig kan det vara bra att rådgöra med någon inom vården, t.ex. en psykolog eller rådgivare.
- **Ompröva roll eller karriär:** I vissa fall kan en övergång till en annan position eller en annan specialitet vara nödvändig för att bevara den mentala och känslomässiga hälsan.
- **Organisationskultur:** Arbetsgivare har också en roll att spela när det gäller att skapa en hälsosam arbetsmiljö, känna igen tecken på utbrändhet hos anställda och erbjuda lämpligt stöd.

Att hantera stress och utbrändhet kräver ett proaktivt förhållningssätt från både individer och organisationer. Genom att uppmärksamma varningssignalerna och vidta förebyggande åtgärder är det möjligt att upprätthålla en sund balans mellan arbete och privatliv.

Att hålla sig uppdaterad framsteg på området

Att hålla sig à jour med utvecklingen inom ett yrkesområde, särskilt ett så dynamiskt som maxillofacial medicin och kirurgi, är helt avgörande. Att anpassa sig till innovationer och nya metoder är avgörande för att kunna ge bästa möjliga patientvård, förbli konkurrenskraftig och fortsätta att utvecklas som yrkesmänniska. Här är några tips på hur du håller dig uppdaterad:

- **Prenumerationer på vetenskapliga tidskrifter:** Det finns många akademiska tidskrifter som regelbundet publicerar artiklar baserade på ny forskning. Dessa tidskrifter är ofta den första plats där nya upptäckter delas med det medicinska samfundet.
- **Konferenser och seminarier:** Att delta i professionella konferenser ger dig inte bara möjlighet att höra om den senaste forskningen direkt från experterna, utan också att nätverka med andra yrkesverksamma och dela erfarenheter.
- **Fortbildning:** Många hälsorelaterade yrken har krav på fortbildning. Detta kan ske i form av onlinekurser, workshops eller praktiska övningar.
- **Sammanslutningar och forum på nätet:** Det finns otaliga forum och grupper på nätet där yrkesverksamma kan ställa frågor, dela med sig av upptäckter eller diskutera de senaste nyheterna inom sitt område.
- **Böcker och publikationer: Förutom** vetenskapliga tidskrifter ger många experter ut böcker som fördjupar vissa ämnen eller presenterar nya perspektiv.
- **Nätverkande: Att** prata med kollegor, delta i diskussionsgrupper och gå med i yrkesorganisationer kan ge många möjligheter att lära av andra.
- **Teknik:** Använd applikationer, programvara eller andra tekniska verktyg som är särskilt utformade för ditt område. Dessa uppdateras ofta med den senaste kunskapen och kan erbjuda integrerad utbildning eller handledning.
- **Universitet och forskningsinstitut:** Samarbete med akademiska institutioner kan ge tillgång till spjutspetsforskning, kliniska prövningar och andra värdefulla resurser.
- **Kolla in specialiserade medier:** Vissa webbplatser, YouTube-kanaler, podcasts eller bloggar är avsedda

att sprida de senaste nyheterna och trenderna inom specifika områden.

- **Anamma en mentalitet av kontinuerligt lärande:** **En** proaktiv inställning till lärande är avgörande. Istället för att vänta på att information ska komma till dig, sök aktivt efter ny kunskap och var öppen för förändringar.

Att hålla sig uppdaterad kräver ett aktivt engagemang. Medicin är ett område som ständigt utvecklas, med nya upptäckter, tekniker och teknologier som dyker upp ofta. Genom att investera tid och kraft i att hålla sig uppdaterad kan yrkesverksamma erbjuda sina patienter en bättre vårdkvalitet och berika sina egna karriärer.

Resurser och yrkesorganisationer

Professionella resurser och föreningar spelar en grundläggande roll för att stödja vårdpersonal, särskilt de som arbetar med maxillofacial kirurgi. Dessa organisationer erbjuder möjligheter till fortbildning, nätverkande och tillgång till den senaste forskningen, och de företräder ofta sina medlemmars intressen gentemot statliga institutioner och allmänheten.

- Professionella sammanslutningar :
    - **International Association of Oral and Maxillofacial Surgeons (IAOMS)**: Detta är en av de ledande organisationerna inom oral och maxillofacial kirurgi. Den främjar utbyte av kunskap och resurser mellan kirurger över hela världen.
    - **American Association of Oral and Maxillofacial Surgeons (AAOMS)**: För yrkesverksamma i USA erbjuder AAOMS

utbildning, konferenser och relevanta publikationer.

- Andra länder har ofta sina egna nationella föreningar specifikt för maxillofacial kirurgi.
- Tidningar och tidskrifter :
  - **Journal of Oral and Maxillofacial Surgery (JOMS)**: En ledande tidskrift inom området som publicerar artiklar baserade på den senaste forskningen.
  - **International Journal of Oral and Maxillofacial Surgery**: En annan viktig källa till den senaste forskningen och fallstudier.
- **Konferenser och seminarier:** Dessa evenemang är viktiga för att skapa nätverk, lära sig de senaste teknikerna och upptäcka ny forskning. De organisationer som nämns ovan anordnar regelbundet konferenser.
- **Onlineutbildning:** Många webbplatser, universitet och organisationer erbjuder onlinekurser för att hjälpa yrkesverksamma att hålla sig uppdaterade om de senaste teknikerna och upptäckterna.
- **Forum och diskussionsgrupper: På** dessa plattformar kan yrkesverksamma utbyta idéer, ställa frågor och dela erfarenheter med sina kollegor från hela världen.
- Andra resurser :
  - **Medicinska bibliotek och databaser**: Resurser som PubMed ger tillgång till en stor samling artiklar och forskningsresultat.
  - **Certifieringsorgan**: Dessa institutioner fastställer och upprätthåller yrkesstandarder. De erbjuder ofta resurser för att hjälpa yrkesverksamma att erhålla och förnya sin certifiering.
- **Tvärprofessionellt samarbete: Samarbete** med organisationer inom närliggande områden, t.ex.

242

tandvård, plastikkirurgi och onkologi, kan ge bredare perspektiv och möjligheter till samarbete.

För att maximera nyttan av dessa resurser rekommenderas yrkesverksamma att engagera sig aktivt: gå med i föreningar, delta i konferenser, delta i diskussioner och hålla sig uppdaterade med publikationer i ledande tidskrifter. Dessa åtgärder säkerställer inte bara en välinformerad praxis, utan förbättrar också yrkesutövarens rykte och trovärdighet i samhället.

Kapitel 33

SLUTSATS
MOT EN LOVANDE
FRAMTID

Det ovärderliga bidraget från sjuksköterskan inom maxillo-facial kirurgi

Maxillofacial kirurgi, med sitt komplexa utbud av ingrepp från korrigering av medfödda missbildningar till posttraumatisk rekonstruktion, kräver specialiserad expertis inte bara från kirurgen utan också från hela det medicinska teamet. I hjärtat av detta team gör sjuksköterskan inom maxillofacial kirurgi ett ovärderligt bidrag.

En patients första möte med en sjuksköterska kan vara avgörande för hur den kirurgiska upplevelsen blir. Genom sitt empatiska förhållningssätt lugnar sjuksköterskorna patienterna och deras familjer, reder ut deras tvivel och skapar ett förtroendefullt klimat. De spelar en viktig roll i de preoperativa förberedelserna och ser till att patienten förstår ingreppet, dess fördelar och risker.

Under operationen arbetar operationssjuksköterskan nära kirurgen, förutser hans eller hennes behov, säkerställer sterilitet och säkerhet och övervakar hela tiden patientens välbefinnande. Sjuksköterskans snabbhet, precision och skicklighet kan på ett avgörande sätt påverka operationens förlopp.

Den postoperativa fasen är lika avgörande. Sjuksköterskan övervakar smärta, letar efter tecken på komplikationer, vägleder patienten genom den postoperativa vården och fungerar ofta som en länk mellan patienten, familjen och det medicinska teamet. Sjuksköterskans förmåga att undervisa, lugna och uppmuntra kan påskynda återhämtningen och optimera de kirurgiska resultaten.

Men utöver de tekniska färdigheterna är det kanske på det emotionella området som sjuksköterskorna lyser starkast.

Maxillofacial kirurgi kan ofta ha en djupgående inverkan på en patients identitet och självkänsla, och det psykologiska stöd som sjuksköterskan erbjuder är avgörande. Oavsett om det handlar om att lyssna på patientens oro, dela med sig av postoperativa framgångar eller vägleda patienten genom rehabiliteringens utmaningar, är sjuksköterskan ofta den känslomässiga livlina som patienten lutar sig mot.

Sjuksköterskor inom maxillo-facial kirurgi bidrar också till fortbildning, forskning, förbättring av rutiner och policyutveckling. På grund av sin närhet till patienten är de ofta de första att identifiera förbättringsområden och föreslå innovativa lösningar för att förbättra vården och effektiviteten.

Värdet hos sjuksköterskor inom maxillofacial kirurgi ligger i deras förmåga att kombinera teknisk skicklighet, medmänsklig omsorg och klinisk expertis för att ge patienten en helhetsupplevelse. Inom ett område där varje millimeter räknas, där funktion och form möts och där det fysiska och känslomässiga är oupplösligt sammanlänkade, framstår sjuksköterskan som en central pelare i den kirurgiska upplevelsen.

Teknikens inverkan
och innovation för framtiden

Teknikens och innovationernas inverkan på framtiden är ett omfattande ämne som påverkar nästan alla områden i våra liv. Inom medicin, kommunikation, utbildning, industri och till och med i vårt dagliga liv är teknik och innovation de katalysatorer som formar framtiden.

1. Medicin och hälsovård :
Telemedicin, robotassisterad kirurgi, genomik och artificiell intelligens inom diagnostik håller på att radikalt förändra

sjukvården. Sjukdomar som en gång var obotliga kan nu behandlas tack vare genterapi. Medicinska wearables möjliggör kontinuerlig övervakning och ger värdefulla data för tidig diagnos och förebyggande åtgärder.

2. Kommunikation :
5G och framtida tekniker utlovar snabbare kommunikationshastigheter, minskad latens och allestädes närvarande uppkoppling. Detta underlättar framväxten av smarta städer, uppkopplade fordon och sakernas internet (IoT).

3. Utbildning :
Virtuell och förstärkt verklighet, plattformar för e-lärande och AI personifierar utbildningsupplevelsen och gör lärandet mer tillgängligt och skräddarsytt efter elevernas individuella behov.

4. Energi och miljö :
Innovationer inom förnybar energi, som sol- och vindkraft, samt framsteg inom energilagring, pekar mot en grönare framtid. Teknik för avskiljning och lagring av koldioxid kan också spela en avgörande roll i kampen mot klimatförändringarna.

5. Industri och tillverkning :
3D-utskrifter, avancerad robotteknik och det industriella sakernas internet revolutionerar produktionen och möjliggör mer flexibel, skräddarsydd och lokal tillverkning.

6. Ekonomi och finans :
Kryptovalutor, blockkedjor och fintechbolag omdefinierar transaktioner, förtroende och säkerhet i finansvärlden.

7. Dagligen :
Från hemautomation till augmented reality för shopping - tekniken förbättrar och förenklar vårt dagliga liv.

Men med dessa framsteg följer också utmaningar. Frågor om sekretess, etik, säkerhet och rättvisa blir alltmer akuta. Hur ser vi till exempel till att AI, i sin automatiska inlärning, inte innehåller fördomar? Hur kan företag reglera och införa ny teknik utan att kväva innovationen?

Framtiden, med hjälp av teknik och innovation, är full av löften, men den kräver också noggrant övervägande, omdömesgill reglering och ansvarsfullt antagande för att se till att dessa framsteg gynnar alla på ett rättvist sätt.

Inspirera
nästa generations sjuksköterskor

Att inspirera nästa generations sjuksköterskor är mer än en fråga om teknisk utbildning. Det är också, och kanske framför allt, en fråga om att tända en inre låga, att föra vidare passion och värderingar. Sjuksköterskor står i centrum för relationen mellan vårdgivare och patient, och förkroppsligar både vetenskapen och humaniteten i det medicinska yrket.

1. Berättelser och vittnesmål :
Berättelser från verkliga livet, framgångar och utmaningar kan vara en viktig källa till inspiration. Den nya generationen behöver höra berättelserna från dem som har stått i frontlinjen under hälsokriser, som har följt patienter i slutet av deras liv eller som har upplevt otroliga stunder av hopp.
2. Den mänskliga dimensionen :
Det är viktigt att betona de mänskliga effekterna av sjuksköterskerollen. Den enkla handlingen att hålla en patients hand, lugna en familj eller erbjuda ett leende kan ha en enorm inverkan. Denna mänskliga kontakt, detta djupa band som skapas mellan sjuksköterska och patient, är unik och bör värdesättas.

3. Innovativ utbildning :
Inlärningsmetoderna utvecklas hela tiden. Simuleringar, virtuell verklighet och interaktiva fallstudier kan göra utbildningen mer dynamisk och mer verklighetsnära.

4. Mentorskap:
Genom att inrätta mentorprogram kan man hjälpa unga sjuksköterskor att se sig själva i sin framtida roll. Att ha en mentor, någon att vägleda, ge råd och dela erfarenheter med, kan vara en avgörande faktor för en ung yrkesverksams yrkesval.

5. Främjande av yrket :
Det är mycket viktigt att stärka sjuksköterskornas roll i hälso- och sjukvårdssystemet. Detta kräver erkännande i form av både lön och social status. En väl ansedd och respekterad sjuksköterska kommer att inspirera till fler yrkesval.

6. Anpassningsförmåga:
Hälso- och sjukvården förändras snabbt. Nästa generations sjuksköterskor måste vara beredda att anpassa sig, lära sig och utvecklas under hela sin karriär. Detta innebär att främja kontinuerlig utbildning och uppmuntra professionell nyfikenhet.

7. Socialt engagemang:
Den nya generationen är alltmer socialt engagerad. Den sociala och etiska dimensionen av sjuksköterskeyrket behöver lyftas fram. Att delta i humanitära uppdrag, engagera sig i sakfrågor eller försvara patienternas rättigheter är alla aspekter som kan vara attraktiva och inspirerande.

Slutligen är varje sjuksköterska, genom sitt engagemang, sin professionalism och sin passion, redan en källa till inspiration. Det är viktigt att ge alla möjlighet att dela med sig av sina erfarenheter, föra vidare sin kunskap och förkroppsliga kärnvärdena i detta viktiga yrke.

www.ingramcontent.com/pod-product-compliance
Lightning Source LLC
Chambersburg PA
CBHW071032290526
45795CB00004B/1188